2025国家执业药师职业资格考试考点速记掌中宝

U0741511

药事管理与法规

主　编　梁　艳

编　者　（按姓氏笔画排序）

孙世杰　沈晓峰

张　峰　梁　艳

中国健康传媒集团
中国医药科技出版社 ·北京

内容提要

本书依据2025年国家执业药师职业资格考试新版考试大纲和指南精编而成。书中各章节分两个版块:"必备考点精编"采用图表形式总结梳理新指南的重点内容,条理清晰,重点突出;"高频考点速记"精选历年真题中常考内容,分类整理,方便对比记忆。随书附赠配套数字化资源,包括历年真题、考生手册、思维导图、高频考点、飞升上岸修炼计划等,使考生复习更加高效、便捷。本书开本小巧,内容精练,是参加2025年执业药师考试考生备考冲刺的得力助手。

图书在版编目(CIP)数据

药事管理与法规/梁艳主编. -- 北京:中国医药科技出版社,2025.4(2025.7重印). -- (2025国家执业药师职业资格考试考点速记掌中宝). -- ISBN 978-7-5214-5035-4

Ⅰ. R95

中国国家版本馆CIP数据核字第202511T4K4号

责任编辑 李红日
美术编辑 陈君杞
版式设计 友全图文

出版 **中国健康传媒集团** | 中国医药科技出版社
地址 北京市海淀区文慧园北路甲22号
邮编 100082
电话 发行:010 - 62227427   邮购:010 - 62236938
网址 www.cmstp.com
规格 787×1092mm $^1/_{32}$
印张 8 $^5/_8$
字数 199千字
版次 2025年4月第1版
印次 2025年7月第2次印刷
印刷 北京金康利印刷有限公司
经销 全国各地新华书店
书号 ISBN 978-7-5214-5035-4
定价 35.00元

获取新书信息、投稿、为图书纠错,请扫码联系我们。

数字资源编委会

出版说明

国家执业药师职业资格考试是国家为了保障人民群众合理安全用药而采取的一项重要举措，是评价申请者是否具备从事执业药师工作所必需的专业知识与技能的行业准入考试。

为了更好地帮助广大考生较快地学习和掌握执业药师应具备的知识，顺利通过资格考试，我们力邀具有多年考前辅导经验的专家老师，依据 2025 版考试大纲和《国家执业药师职业资格考试指南》（第九版·2025），精心编写了这套考点速记掌中宝丛书。本丛书具有以下特点：

1. 内容高度浓缩精练，叙述精当够用，以大量表格、关系图和挂线表等图表形式呈现，并以彩色标注重点，考点简明直观。

2. 将新指南重点内容和历年高频考点覆盖，方便联想记忆、分类记忆和对比记忆。一书在手，备考轻松。

3. 开本小巧，便于携带，方便您随时随地翻阅、记诵，可称得上是"迷你版"掌上指南。

4. 为使考前复习更加高效、便捷，随书附赠配套数字化资源，包括历年真题、考生手册、思维导图、高频考点、飞升上岸修炼计划等。获取步骤详见图书封底。

本丛书是参加 2025 年国家执业药师职业资格考试考生的随身备考宝典。在复习备考过程中，如果您有任何意见和建议，欢迎扫描版权页的二维码与我们联系。

在此，预祝各位考生顺利通过考试！

中国医药科技出版社
2025 年 4 月

目录
Contents

第一章　执业药师与公众健康

第一节　健康中国建设

一、健康中国战略概要

1. 健康中国战略 主题	共建共享、全民健康
2. 推进健康中国 建设的原则	①健康优先 ②改革创新 ③科学发展 ④公平公正
3. 健康中国战略 目标	①到2030年，促进全民健康的制度体系更加完善，主要健康指标进入高收入国家行列 ②到2050年，建成与社会主义现代化国家相适应的健康国家

二、健康中国建设的重点任务

1. 2035年 远景目标	我国将建成文化强国、教育强国、人才强国、体育强国、健康中国，国民素质和社会文明程度达到新高度，国家文化软实力显著增强
2. 构建强大 公共卫生 体系	①改革疾病预防控制体系 ②改善疾控基础条件 ③完善突发公共卫生事件监测预警处置机制
3. 深化医药 卫生体制 改革	①坚持基本医疗卫生事业公益属性，以提高医疗质量和效率为导向，以公立医疗机构为主体、非公立医疗机构为补充，扩大医疗服务资源供给 ②加强基层医疗卫生队伍建设，以城市社区和农村基层、边境口岸城市、县级医院为重点，完善城乡医疗服务网络
4. 健全全民 医保制度	①推行以按病种付费为主的多元复合式医保支付方式 ②将符合条件的互联网医疗服务纳入医保支付范围，落实异地就医结算

续表

5. 推动中医药传承创新	坚持中西医并重和优势互补，大力发展中医药事业
6. 建设体育强国	广泛开展全民健身运动，增强人民体质
7. 深入开展爱国卫生运动	丰富爱国卫生工作内涵，促进全民养成文明健康生活方式

三、国民健康规划药品安全管理重点任务

| 1. 保障药品质量安全 | ①完善国家药品标准体系，推进仿制药质量和疗效一致性评价
②建立符合中药特点的质量和疗效评价体系
③构建药品和疫苗全生命周期质量管理机制，推动信息化追溯体系建设，实现重点类别来源可溯、去向可追 |
| 2. 夯实中医药高质量发展基础 | ①开展中医药活态传承、古籍文献资源保护与利用
②加强中药质量保障，建设药材质量标准体系、监测体系、可追溯体系 |

四、基本医疗卫生与健康促进法

| 1. 公民健康权 | ①健康权包括健康维护权、劳动能力和心理健康
②国家和社会尊重、保护公民的健康权。国家建立健康教育制度，保障公民获得健康教育的权利，提高公民的健康素养
③公民是自己健康的第一责任人 |
| 2. 基本医疗卫生服务 | ①基本医疗卫生服务包括基本公共卫生服务和基本医疗服务。基本公共卫生服务由国家免费提供
②医疗卫生事业应坚持公益性原则
③医疗卫生与健康事业应坚持以人民为中心，为人民健康服务，卫生健康工作理念从以治病为中心到以人民健康为中心的转变 |

五、深化医药卫生体制改革

| 1. 总体目标 | 建立健全覆盖城乡居民的基本医疗卫生制度，为群众提供安全、有效、方便、价廉的医疗卫生服务 |

续表

2. 基本任务	建设覆盖城乡居民的公共卫生服务体系、医疗服务体系（坚持非营利性医疗机构为主体、营利性医疗机构为补充）、医疗保障体系（以基本医疗保障为主体）、药品供应保障体系（以国家基本药物制度为基础），形成四位一体的基本医疗卫生制度
3. 年度重点工作任务	①加强医改组织领导 ②深入推广三明医改经验 ③进一步完善医疗卫生服务体系 ④推动公立医院高质量发展 ⑤促进完善多层次医疗保障体系 ⑥深化药品领域改革创新。推动国家基本药物目录与国家医保药品目录、药品集采、仿制药质量与疗效一致性评价协同衔接。全面实施第三类医疗器械（含体外诊断试剂）唯一标识 ⑦推进数字化赋能医改、"一老一小"相关改革等改革

六、全面深化药品医疗器械监管改革

1. 总体要求	深化药品医疗器械监管全过程改革，加快构建药品医疗器械领域全国统一大市场，打造具有全球竞争力的创新生态
2. 具体措施	①完善审评审批机制全力支持重大创新、加大中药研发创新支持力度、发挥标准对药品医疗器械创新的引领作用、完善药品医疗器械知识产权保护相关制度、积极支持创新药和医疗器械推广使用 ②加强药品医疗器械注册申报前置指导、加快临床急需药品医疗器械审批上市、优化临床试验审评审批机制、优化药品补充申请审评审批、优化药品医疗器械注册检验、加快罕见病用药品医疗器械审评审批 ③推进生物制品（疫苗）批签发授权、促进仿制药质量提升、推动医药企业生产检验过程信息化、提高药品医疗器械监督检查效率、强化创新药和医疗器械警戒工作、提升医药流通新业态监管质效 ④深入推进国际通用监管规则转化实施、探索生物制品分段生产模式、优化药品医疗器械进口审批、支持药品医疗器械出口贸易 ⑤持续加强监管能力建设、大力发展药品监管科学、加强监管信息化建设

第二节　药品管理与药品安全风险

一、药品的界定

1. 药品的含义	药品是指用于预防、治疗、诊断人的疾病，有目的地调节人的生理机能并规定有适应症或者功能主治、用法和用量的物质，包括中药、化学药和生物制品等
2. 处方药和非处方药的界定	①处方药是指凭执业医师和执业助理医师处方可购买、调配和使用的药品 ②非处方药是指由国务院药品监督管理部门公布的，不需要凭执业医师和执业助理医师处方，消费者可以自行判断、购买和使用的药品 ③依其品种、规格、适应症、剂量及给药途径不同，对药品分别按照处方药与非处方药进行管理。国家根据药品的安全性，又将非处方药分为甲、乙两类，乙类非处方药更安全
3. 新药、仿制药、原研药品、进口药品和医疗机构制剂的界定	①新药为"未在中国境内外上市销售的药品"。新药分为创新型新药和改良型新药。处于专利期的新药，其他人不得仿制 ②仿制药为"仿与原研药品质量和疗效一致的药品"；仿制药应与被仿制药具有相同的活性成分、剂型、给药途径和治疗作用 　一般而言，仿制药是指化学仿制药。与之相对应的，中药称为"同名同方药"，生物制品称为"生物类似药" ③原研药品是指由原研制生产企业生产的药品。由于原研药属于境内外首个获准上市的药品，具有完整和充分的安全性、有效性数据作为上市申请的依据 ④进口药品是指在中国境外生产，在中国境内准予注册销售的药品 ⑤医疗机构制剂是指医疗机构根据本单位临床需要，经批准而配制、自用的固定处方制剂。医疗机构制剂不得上市销售，也不得发布广告

续表

4. 实行特殊管理的药品	包括疫苗、血液制品、麻醉药品、精神药品、医疗用毒性药品、放射性药品、药品类易制毒化学品、含特殊药品复方制剂和兴奋剂等
5. 药品名称的规定	①通用名称是指列入国家药品标准的药品名称。药品通用名称是药品的法定名称，不得作为药品商标使用 ②化学名称是根据药物的化学成分、化学结构，按照相关规则而命名的 ③商品名称是药品上市许可持有人为了树立自己的形象和品牌，给自己的药品注册的名称。相同通用名的药品，由于药品上市许可持有人的不同，可以有不同的商品名
6. 规范药品名称管理	①药品的命名应避免采用可能给患者以暗示的有关药理学、解剖学、生理学、病理学或治疗学的药品名称，并不得用代号命名 ②药品商品名称不得有夸大宣传、暗示疗效作用，并得到国品药品监督管理部门批准后方可使用 ③药品商品名称的使用范围，除新的化学结构、新的活性成分的药物，以及持有化合物专利的药品外，其他品种一律不得使用商品名称 ④同一药品生产企业生产的同一药品，成分相同但剂型或规格不同的，应当使用同一商品名称 ⑤药品广告宣传中不得单独使用商品名称，也不得使用未经批准作为商品名称使用的文字型商标 ⑥商品名称由汉字组成，不得使用图形、字母、数字、符号等标志
7. 药品的质量特性	①有效性。指在规定的适应症、用法和用量的条件下，能够达到预防、治疗、诊断人的疾病，有目的地调节人的生理机能的目的 ②安全性。指人体产生毒副反应的程度 ③稳定性。指在规定的条件下保持其有效性和安全性的能力 ④均一性。指药物制剂的每一单位产品都符合有效性、安全性的规定要求

二、国家基本药物制度

1. 基本药物	满足疾病防治基本用药需求，适应现阶段基本国情和保障能力，剂型适宜，价格合理，能够保障供应，可公平获得的药品
2. 国家实施基本药物制度的目标	①提高群众获得基本药物的可及性 ②维护群众的基本医疗卫生权益 ③改变医疗机构"以药补医"的运行机制，体现基本医疗卫生的公益性 ④规范药品生产流通使用行为，促进合理用药
3. 国家基本药物工作委员会的职责	①负责协调解决制定和实施国家基本药物制度过程中各个环节的相关政策问题 ②确定国家基本药物制度框架 ③确定国家基本药物目录遴选和调整的原则、范围、程序和工作方案 ④审核国家基本药物目录

三、国家基本药物目录管理

1. 基本药物遴选原则	①防治必需 ②安全有效 ③价格合理 ④使用方便 ⑤中西药并重 ⑥基本保障 ⑦临床首选 ⑧基层能够配备
2. 国家基本药物遴选范围	①应当是《中华人民共和国药典》收载的，国家卫生健康主管部门、国家药品监督管理局颁布药品标准的品种 ②除急救、抢救用药外，独家生产品种纳入国家基本药物目录应当经过单独论证
3. 不纳入国家基本药物目录遴选范围	①含有国家濒危野生动植物药材的 ②主要用于滋补保健作用，易滥用的 ③非临床治疗首选的 ④因严重不良反应，国家药品监督管理局明确规定暂停生产、销售或使用的 ⑤违背国家法律、法规，或不符合伦理要求的 ⑥国家基本药物工作委员会规定的其他情况

续表

4. 从国家基本药物目录中调出的情形	①药品标准被取消的 ②国家药品监督管理局撤销其药品批准证明文件的 ③发生严重不良反应，经评估不宜作为国家基本药物使用的 ④根据药物经济学评价，可被风险效益比或成本效益比更优的品种所替代的 ⑤国家基本药物工作委员会认为应当调出的其他情形
5. 目录品种和数量调整依据	①我国基本医疗卫生需求和基本医疗保障水平变化 ②我国疾病谱变化 ③药品不良反应监测评价 ④国家基本药物应用情况监测和评估 ⑤已上市药品循证医学、药物经济学评价 ⑥国家基本药物工作委员会规定的其他情况

四、国家基本药物目录构成

分类	类别	备注
第一部分	化学药品和生物制品	—
第二部分	中成药	中成药成分中的"麝香"为人工麝香，"牛黄"为人工牛黄，有"注释"的除外。目录中"安宫牛黄丸"和"活心丸"成分中的"牛黄"为天然牛黄、体内培植牛黄或体外培育牛黄
第三部分	中药饮片	颁布国家药品标准的中药饮片为国家基本药物

五、国家基本药物的供应与使用管理

国家基本药物的供应与使用管理

①药品集中采购平台和医疗机构信息系统应对基本药物进行标注，提示医疗机构优先采购、医生优先使用。对无正当理由不首选基本药物的予以通报

②促进基本药物优先配备使用，提升基本药物使用占比，并及时调整国家基本药物目录，逐步实现政府办基层医疗卫生机构、二级公立医院、三级公立医院基本药物配备品种数量占比原则上分别不低于90%、80%、60%，推动各级医疗机构形成以基本药物为主导的"1 + X"（"1"为国家基本药物目录、"X"为非基本药物，由各地根据实际确定）用药模式

六、医疗保障制度体系

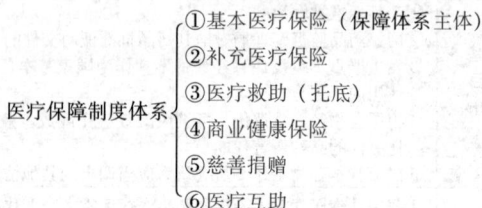

医疗保障制度体系
- ①基本医疗保险（保障体系主体）
- ②补充医疗保险
- ③医疗救助（托底）
- ④商业健康保险
- ⑤慈善捐赠
- ⑥医疗互助

七、医疗保障制度的组成

1. 基本医疗保险制度	①为职工提供基本医疗保障的职工基本医疗保险 ②为未参加职工医保或其他医疗保障制度的全体城乡居民提供的城乡居民基本医疗保险
2. 补充医疗保险制度	①对居民医保参保患者发生的符合规定的高额医疗费用给予进一步保障的城乡居民大病保险 ②对参保职工发生的符合规定的高额医疗费用给予进一步保障的职工大额医疗费用补助 ③公务员医疗补助
3. 医疗救助制度	包括对救助对象参加居民医保的个人缴费部分给予资助，以及对救助对象经基本医疗保险、补充医疗保险支付后，个人及其家庭难以承受的符合规定的自付医疗费用给予救助

八、医疗机构医疗保障定点管理

管理部门	主要职责
1. 医疗保障行政部门	负责制定医疗机构定点管理政策，对下属的医疗保障经办机构、定点医疗机构进行监督
2. 医疗保障经办机构	负责确定定点医疗机构，并与定点医疗机构签订医疗保障服务协议，提供经办服务，开展医保协议管理、考核等
3. 统筹地区医疗保障行政部门	确定本统筹地区定点医疗服务的资源配置

九、零售药店医疗保障定点管理

1. 申请医保定点的零售药店应当具备的条件	①取得药品经营许可证，在注册地址正式经营至少3个月 ②至少有1名取得执业药师资格证书或具有药学、临床药学、中药学专业技术资格证书的药师，且注册地在该零售药店所在地，药师须签订1年以上劳动合同且在合同期内 ③至少有2名熟悉医疗保障法律法规和相关制度规定的专（兼）职医保管理人员负责管理医保费用，并签订1年以上劳动合同且在合同期内 ④按药品经营质量管理规范要求，对所售药品设立明确的医保用药标识 ⑤具有符合医保协议管理要求的医保药品管理等制度 ⑥具备符合医保协议管理要求的信息系统技术和接口标准，按规定使用国家统一医保编码
2. 明确门诊统筹基金支付范围	①参保人员凭定点医药机构处方在定点零售药店购买医保目录内药品发生的费用可由统筹基金按规定支付 ②定点零售药店门诊统筹的起付标准、支付比例和最高支付限额等，可执行与本统筹地区定点基层医疗机构相同的医保待遇政策 ③配送费用不纳入医保支付范围
3. 加强门诊统筹医保服务协议管理	加强对纳入门诊统筹管理的定点零售药店的监督考核，开展年度绩效评价，健全退出机制，实现"有进有出"的动态管理
4. 做好门诊统筹费用审核结算	①原则上医保经办机构自收到定点零售药店结算申请之日起30个工作日内完成医保结算，并及时拨付结算费用 ②定点零售药店应按要求向医保部门上传药品"进销存"数据、医保费用支出明细等信息，确保上传数据全面、准确、及时

续表

5. 纳入门诊统筹管理配套政策	①加强药品价格协同。支持定点零售药店通过省级医药采购平台采购药品，鼓励自愿参与药品集中带量采购。倡导参考省级医药采购平台价格销售医保药品 ②加强处方流转管理。依托全国统一的医保信息平台加快医保电子处方中心落地应用，实现定点医疗机构电子处方顺畅流转到定点零售药店。定点医药机构可为符合条件的患者开具长期处方，最长可开具12周 ③加强基金监管。严厉打击定点零售药店欺诈骗保等违法违规行为

十、医疗保障官方标识使用管理

中国医疗保障官方标志	使用场合
CHS 中国医疗保障 CHINA HEALTHCARE SECURITY	官方标志主要用于体现机构属性的场合。可以在基本医疗保险定点医疗机构和定点零售药店中医疗保障办理场所使用医保官方标志

十一、基本医疗保险药品目录管理

1. 基本医疗保险用药的界定	经国家药品监督管理局批准，取得药品注册证书的化学药、生物制品、中成药（民族药），以及按国家标准炮制的中药饮片，并符合临床必需、安全有效、价格合理等基本条件
2. 不得纳入基本医疗保险用药范围的药品	①主要起滋补作用的药品 ②含国家珍贵、濒危野生动植物药材的药品 ③保健药品 ④预防性疫苗和避孕药品 ⑤主要起增强性功能、治疗脱发、减肥、美容、戒烟、戒酒等作用的药品 ⑥因被纳入诊疗项目等原因，无法单独收费的药品 ⑦酒制剂、茶制剂，各类果味制剂（特别情况下的儿童用药除外），口腔含服剂和口服泡腾剂（特别规定情形的除外）等

十二、医保药品目录的分类

目录分类	管理
1. 凡例	解释和说明
2. 西药（化学药和生物制品） 3. 中成药（中成药和民族药）	准予支付 { 甲类目录：价低、国定、按规定支付 乙类目录：价高、国定、先自付（自付的比例由省级或统筹地区医保部门确定）再支付 省医保部门纳入的民族药、医疗机构制剂纳入"乙类药品"管理 工伤保险和生育保险支付药品费用时不区分甲、乙类
4. 协议期内谈判药品	纳入乙类药品管理，按照乙类支付，全国统一医保支付标准
5. 中药饮片	中药饮片准予支付，同时列出不得纳入基金支付的饮片范围。中药饮片的"甲乙分类"由省医保部门确定

十三、医保药品目录的调整

1. 调整机制	国家医疗保障局建立完善动态调整机制，原则上每年调整一次
2. 目录调入	①常规准入：价格（费用）与药品目录内现有品种相当或较低的 ②谈判准入：价格较高或对医保基金影响较大的专利独家药品
3. 目录调整	①国家医疗保障局负责制定医保药品目录准入谈判规则并组织实施 ②目录调整分为准备、申报、专家评审、谈判、公布结果5个阶段

十四、医保谈判药品管理

1. 医疗机构及时合理配备使用	①对于暂时无法纳入本医疗机构供应目录，但临床确有需求的谈判药品，可纳入临时采购范围 ②对于暂时无法配备的药品，要建立健全处方流转机制，通过"双通道"等渠道提升药品可及性

续表

2. 定点医疗机构和定点零售药店双通道管理	①对于临床价值高、患者急需、替代性不高的品种，要及时纳入"双通道"管理 ②各地医保部门将资质合规、管理规范、信誉良好、布局合理，并且满足对所售药品已实现电子追溯等条件的定点零售药店纳入"双通道"管理，及时主动向社会公开 ③对储存等有特殊要求的药品，要遴选具备相应资质和能力的机构承担储存、配送任务 ④对纳入"双通道"管理的药品，在定点医疗机构和定点零售药店施行统一的支付政策。纳入"双通道"管理和施行单独支付的药品范围，原则上由省级医保行政部门按程序确定 ⑤在有效管控风险的基础上，稳妥推进将"双通道"谈判药品纳入异地就医直接结算范围 ⑥依托全国统一的医保信息平台，部署分流转中心，连通医保经办机构、定点医疗机构、定点零售药店，保证电子处方顺畅流转
3. 医保谈判药品支付标准管理	①协议期内谈判药品和竞价药品执行全国统一的医保支付标准，新纳入目录的国家组织集中带量采购中选药品以其中选价格作为支付标准，各统筹地区确定其自付比例和报销比例 ②对于确定了支付标准的竞价药品和国家集采中选药品，实际市场价格超出支付标准的，超出部分由参保人员承担；实际市场价格低于支付标准的，按照实际价格由医保基金和参保人员分担 ③协议期内如有与谈判药品同通用名药品上市，其挂网价格不得高于谈判确定的同规格医保支付标准

十五、国家药品安全规划

1. 总体原则	①坚持党的全面领导 ②坚持改革创新 ③坚持科学监管 ④坚持依法监管 ⑤坚持社会共治
2. 发展目标	"十四五"期末，药品监管能力整体接近国际先进水平，药品安全保障水平持续提升，人民群众对药品质量和安全更加满意、更加放心

续表

3. **主要任务**	①实施药品安全全过程监管 ②支持产业升级发展 ③完善药品安全治理体系 ④持续深化审评审批制度改革 ⑤实施疫苗全生命周期管理 ⑥促进中药传承创新发展 ⑦加强技术支撑能力建设 ⑧加强专业人才队伍建设 ⑨加强智慧监管体系和能力建设 ⑩加强应急体系和能力建设

十六、药品安全风险与风险管理

1. **药品安全风险特点**		①复杂性 ②不可预见性 ③不可避免性
2. **药品安全风险分类**	自然风险	又称"必然风险""固有风险"，是药品的内在属性，客观存在，属于药品设计风险。由药品本身决定，来源于已知或者未知的药品不良反应
	人为风险	"偶然风险"，存在于药品的研制、生产、经营、使用各个环节。属于药品的制造风险和使用风险，主要来源于不合理用药、用药差错、药品质量问题、政策制度设计及管理导致的风险
3. **药品安全风险管理的目的**		使药品风险最小化
4. **药品安全管理核心要求**		将事前预防、事中控制、事后处置有机结合起来，坚持预防为先，发挥多元主体作用，落实好各方责任，形成全链条管理

十七、药品上市前的风险管理

1. 药品上市前的风险管理	包括非临床研究和临床试验的风险管理
2. 研发期间安全性更新报告	研发期间安全性更新报告应当每年提交1次，于药物临床试验获准后每满1年后的2个月内在药品审评中心网站提交
3. 药物临床试验风险管理	对于药物临床试验期间出现的可疑且非预期严重不良反应和其他潜在的严重安全性风险信息，申办者应当按照相关要求及时向药品审评中心报告。根据安全性风险严重程度，必要时可以要求申办者暂停或者终止药物临床试验

十八、药品上市后的风险管理

1. 加强对上市药品持续管理	①药品上市许可持有人应当制定药品上市后风险管理计划，主动开展药品上市后研究，对药品的安全性、有效性和质量可控性进行进一步确证 ②对附条件批准的药品，逾期未按照要求完成研究或者不能证明其获益大于风险的，国家药品监督管理局应当依法处理，直至注销药品注册证书
2. 对药品生产过程中的变更管理	对药品生产过程中的变更，按照其对药品安全性、有效性和质量可控性的风险和产生影响的程度，实行分类管理。属于重大变更的，应当经国家药品监督管理局批准，其他变更应当按照国家药品监督管理局的规定备案或者报告
3. 定期开展上市后评价	①药品上市许可持有人应当对已上市药品的安全性、有效性和质量可控性定期开展上市后评价。必要时，国家药品监督管理局可以责令药品上市许可持有人开展上市后评价或者直接组织开展上市后评价 ②经评价，对疗效不确切、不良反应大或者因其他原因危害人体健康的药品，应当注销药品注册证书。已被注销药品注册证书、超过有效期等的药品，应当由药品监督管理部门监督销毁或者依法采取其他无害化处理等措施

第三节　执业药师管理

一、执业药师的界定

执业药师：①经全国统一考试合格；②取得《执业药师职业资格证书》；③并经注册（取得《执业药师注册证》）；④在药品生产、经营、使用和其他需要提供药学服务的单位中执业的药学技术人员。

二、执业药师职业资格考试

1. 报名条件

专业	学历	工作年限
药学类、中药学类	大专	满4年
	本科学历或学士学位	满2年
	硕士（含双学士、研究生班）	满1年
	博士	满0年
药学、中药学类相关专业	在上述年限基础上，相应增加1年	

2. 免试部分科目条件

项目	药学类	中药学类
具备条件	取得药学或医学专业高级职称并在药学岗位工作的人员	取得中药学或中医学专业高级职称并在中药学岗位工作的人员
免考科目	药学专业知识（一）药学专业知识（二）	中药学专业知识（一）中药学专业知识（二）
考试科目	药事管理与法规药学综合知识与技能	药事管理与法规中药学综合知识与技能

3. 考试科目和成绩管理

考试科目和成绩管理	资格考试分为中药学类和药学类两类，每类四个考试科目，成绩管理以 4 年为一个周期，成绩连续 4 年内通过有效。参加免试部分科目的人员须在连续 2 年内通过有效
单独划定考试合格标准的情形	①在国家乡村振兴重点帮扶县等地区单独划定考试合格标准 ②执业药师单独划线职业资格证书或成绩合格证明，在相应省（区、市）的单独划线地区有效

4. 职业资格证书管理 《执业药师职业资格证书》有电子证书和纸质证书，在全国范围内有效。执业药师职业资格电子证书，与纸质证书具有同等法律效力。已制发的纸质证书遗失、损毁，或者逾期不领取的，不再办理补发。

三、执业药师注册管理

1. 注册管理部门	①国家药品监督管理局：负责执业药师注册的政策制定和组织实施，指导监督全国执业药师注册管理工作，建立完善全国执业药师注册管理信息系统 ②国家药品监督管理局执业药师资格认证中心：承担全国执业药师注册管理工作，承担全国执业药师注册管理信息系统的建设、管理和维护工作，收集报告相关信息 ③各省级药监部门：负责本行政区域内的执业药师注册及其相关监督管理工作
2. 注册条件	①取得《执业药师职业资格证书》 ②遵纪守法，遵守执业药师职业道德 ③身体健康，能坚持在执业药师岗位工作 ④经执业单位同意 ⑤按规定参加继续教育学习
3. 不予注册的情形	①不具备完全民事行为能力的 ②甲、乙类传染病传染期，精神病发病期等健康状况不适宜或者不能胜任执业药师业务工作的 ③受刑事处罚，自刑罚执行完毕之日到申请注册之日不满 3 年的 ④未按规定完成继续教育学习的 ⑤近 3 年有新增不良信息记录的 ⑥国家规定不宜从事执业药师业务的其他情形

续表

4. 注册内容	①执业地区：省、自治区、直辖市 ②执业类别：药学类、中药学类、药学与中药学类 ③执业范围：药品生产、药品经营、药品使用 ④执业单位：药品生产、经营、使用以及其他需要提供药学服务的单位 ⑤执业药师只能在一个执业单位按照注册的执业类别、执业范围执业	
5. 首次注册与延续注册	①申请人通过全国执业药师注册管理信息系统向执业所在地省级药监部门申请注册 ②申请人取得《执业药师职业资格证书》，非当年申请注册的，应当提供《执业药师职业资格证书》批准之日起第2年后的历年继续教育学分证明。申请人取得《执业药师职业资格证书》超过5年以上申请注册的，应至少提供近5年的连续继续教育学分证明 ③执业药师注册有效期5年，期满30日前申请延续注册	
6. 变更注册	①执业药师变更执业地区、执业类别、执业范围、执业单位的，应当向拟申请执业所在地的省级药监部门申请办理变更注册手续 ②药品监督管理部门准予变更注册的，注册有效期不变；但在有效期满之日前30日内申请变更注册，符合要求的，注册有效期自旧证期满之日次日起重新计算5年	
7. 药品监督管理部门注销注册的情形	①注册有效期满未延续的 ②执业药师注册证被依法撤销或者吊销的 ③法律法规规定的应当注销注册的其他情形	
8. 药品监督管理部门经核实后注销注册的情形	有下列情形之一的，执业药师本人或者其执业单位，应当自知晓或者应当知晓之日起30个工作日内向药品监督管理部门申请办理注销注册，并填写执业药师注销注册申请表。药品监督管理部门经核实后依法注销注册： ①本人主动申请注销注册的 ②执业药师身体健康状况不适宜继续执业的 ③执业药师无正当理由不在执业单位执业，超过1个月的 ④执业药师死亡或者被宣告失踪的 ⑤执业药师丧失完全民事行为能力的 ⑥执业药师受刑事处罚的	

续表

9. 继续教育	①各省级药品监管部门和人力资源社会保障部门，共同负责本行政区域执业药师继续教育工作的综合管理和组织实施 ②执业药师应当自取得执业药师职业资格证书的次年起开始参加继续教育，每年参加的继续教育不少于90学时。其中，专业科目学时一般不少于总学时的三分之二。执业药师参加继续教育取得的学时在当年度有效 ③记入全国专业技术人员继续教育管理信息系统或者记入全国执业药师注册管理信息系统的执业药师继续教育学时，在全国范围内有效

四、执业药师的配备与履职管理

1. 配备要求	①执业药师依法负责药品管理、处方审核和调配、合理用药指导等工作 ②执业药师在执业范围内应当对执业单位的药品质量和药学服务活动进行监督，保证药品管理过程持续符合法定要求，对执业单位违反有关法律、法规、部门规章和专业技术规范的行为或者决定，提出劝告、制止或者拒绝执行，并向药品监督管理部门报告
2. 业务规范	①执业药师在执行业务活动中，应当以遵纪守法、爱岗敬业、遵从伦理、服务健康、自觉学习、提升能力为基本要求 ②执业药师应依法执业，做好药学服务，并佩戴专用徽章以示身份
3. 职业道德准则	①救死扶伤，不辱使命 ②尊重患者，平等相待 ③依法执业，质量第一 ④进德修业，珍视声誉 ⑤尊重同仁，密切协作

五、执业药师的监督管理

1. 表彰和奖励	执业药师有下列情形之一的，县级以上人力资源和社会保障部门与负责药品监督管理的部门按规定对其给予表彰和奖励： ①在执业活动中，职业道德高尚，事迹突出的 ②对药学工作做出显著贡献的 ③向患者提供药学服务表现突出的 ④长期在边远贫困地区基层单位工作且表现突出的
2. 信用管理	有下列情形之一的，应当作为个人不良信息由药品监督管理部门及时记入全国执业药师注册管理信息系统： ①以欺骗、贿赂等不正当手段取得《执业药师注册证》的 ②持证人注册单位与实际工作单位不一致或者无工作单位的，符合《执业药师注册证》挂靠情形的 ③执业药师注册证被依法撤销或者吊销的 ④执业药师受刑事处罚的 ⑤其他违反执业药师资格管理相关规定的

六、违规行为的处理

违法情形	法律责任
1. 以不正当手段取得《执业药师职业资格证书》	①按照国家专业技术人员资格考试违纪违规行为处理规定处理 ②构成犯罪的，依法追究刑事责任
2. 以欺骗、贿赂等不正当手段取得《执业药师注册证》	①由发证部门撤销《执业药师注册证》，3 年内不予执业药师注册 ②构成犯罪的，依法追究刑事责任
3. 伪造《执业药师注册证》	①药品监督管理部门发现后当场予以收缴并追究责任 ②构成犯罪的，移送相关部门依法追究刑事责任
4. 执业药师未按规定进行执业活动	药品监督管理部门责令限期改正

续表

违法情形	法律责任
5. 持证人《执业药师注册证》挂靠	①由发证部门撤销《执业药师注册证》，并作为个人不良信息由负责药品监督管理的部门记入全国执业药师注册管理信息系统，3年内不予注册 ②构成犯罪的，移送相关部门依法追究刑事责任

🔖 高频考点速记

1. 健康中国建设

（1）战略主题：共建共享、全民健康。

（2）战略原则：健康优先、改革创新、科学发展、公平公正。

2. 医疗卫生事业坚持原则：公益性。基本公共卫生服务由国家免费提供。

3. 深化医药卫生体制改革

（1）深化医药卫生体制改革总体目标：建立健全覆盖城乡居民的基本医疗卫生制度，为群众提供安全、有效、方便、价廉的医疗卫生服务。

（2）卫生制度四大体系：公共卫生服务体系、医疗服务体系、医疗保障体系、药品供应保障体系。

［记忆口诀］覆盖城乡；公服医服、医保药保

4. 药品的界定

（1）药品：特指人用药品。

（2）体外诊断试剂的注册管理分为两类：用于血源筛查和采用放射性核素标记的体外诊断试剂按照药品进行管理，其他体外诊断试剂均按照医疗器械进行管理。

5. 新药、仿制药和医疗机构制剂的界定

（1）新药为未在中国境内外上市销售的药品。处于专

利期的新药，其他人不得仿制。

（2）仿制药为"仿与原研药品质量和疗效一致的药品"。仿制药应与被仿制药具有相同的活性成分、剂型、给药途径和治疗作用。

（3）医疗机构制剂是指医疗机构根据本单位临床需要，经批准而配制、自用的固定处方制剂。医疗机构制剂不得上市销售，也不得发布广告。

6. **药品名称的规定**

（1）药品通用名称是药品的法定名称，不得作为药品商标使用。

（2）相同通用名的药品，由于药品上市许可持有人的不同，可以有不同的商品名。同一药品生产企业生产的同一药品，成分相同但剂型或规格不同的，应当使用同一商品名称。

［记忆口诀］通用名相同，持有人不同商品名不同，持有人同一商品名同一

7. **药品的质量特性**

（1）有效性：在规定的适应症、用法和用量的条件下，能够达到预防、治疗、诊断人的疾病，有目的地调节人的生理机能的目的。

（2）安全性：人体产生毒副反应的程度。

（3）稳定性：在规定的条件下保持其有效性和安全性的能力。

（4）均一性：药物制剂的每一单位产品都符合有效性、安全性的规定要求。

［记忆口诀］安全有效、稳定均一

8. **对比记忆**

（1）基本药物遴选原则：①防治必需；②安全有效；

③价格合理；④使用方便；⑤中西药并重；⑥基本保障；⑦临床首选；⑧基层能够配备。

（2）非处方药遴选原则：①应用安全；②疗效确切；③质量稳定；④使用方便。

9. **国家基本药物遴选范围**：应当是《中华人民共和国药典》收载的，国家卫生健康部门、国家药监部门颁布药品标准的品种。除急救、抢救用药外，独家生产品种纳入国家基本药物目录应当经过单独论证。

10. **不纳入国家基本药物目录遴选范围**：①含有国家濒危野生动植物药材的；②主要用于滋补保健作用，易滥用的；③非临床治疗首选的；④因严重不良反应，国家药监部门明确规定暂停生产、销售或使用的；⑤违背国家法律、法规，或不符合伦理要求的。

［记忆口诀］濒危保健易滥用，非首选严重暂停违法

11. **从国家基本药物目录中调出的情形**：①药品标准被取消的；②国家药监部门撤销其药品批准证明文件的；③发生严重不良反应，经评估不宜作为国家基本药物使用的；④根据药物经济学评价，可被风险效益比或成本效益比更优的品种所替代的。

［记忆口诀］标准取消撤批文，严重不宜更优替

12. **目录品种和数量调整依据**：①我国基本医疗卫生需求和基本医疗保障水平变化；②我国疾病谱变化；③药品不良反应监测评价；④国家基本药物应用情况监测和评估；⑤已上市药品循证医学、药物经济学评价。

13. **国家基本药物的配备使用**

"1＋X"（"1"为国家基本药物目录、"X"为非基本药物）用药模式：基层医疗卫生机构、二级公立医院、三级公立医院基本药物配备品种数量占比原则上分别不低于

90%、80%、60%。

14. 多层次医疗保障体系：基本医疗保险（保障体系主体）、补充医疗保险、医疗救助（托底作用）和商业健康保险、慈善捐赠、医疗互助。

15. 定点医药机构可为符合条件的患者开具长期处方，最长可开具 12 周。

16. 不得纳入基本医疗保险用药范围的药品：①主要起滋补作用的药品；②含国家珍贵、濒危野生动植物药材的药品；③保健药品；④预防性疫苗和避孕药品；⑤主要起增强性功能、治疗脱发、减肥、美容、戒烟、戒酒等作用的药品；⑥因被纳入诊疗项目等原因，无法单独收费的药品；⑦酒制剂、茶制剂，各类果味制剂（特别情况下的儿童用药除外），口腔含服剂和口服泡腾剂（特别规定情形的除外）等。

17. 医保药品目录的分类与调整

（1）甲类药品：临床治疗必需、使用广泛、疗效确切、同类药品中价格或治疗费用较低的药品。"甲类药品"按基本医疗保险规定的支付标准及分担办法支付。

（2）乙类药品：可供临床治疗选择使用，疗效确切、同类药品中比"甲类药品"价格或治疗费用略高的药品。使用"乙类药品"按基本医疗保险规定的支付标准，先由参保人自付一定比例后，再按基本医疗保险规定的分担办法支付。

协议期内谈判药品纳入"乙类药品"管理。各省级医疗保障部门按国家规定纳入《药品目录》的民族药、医疗机构制剂纳入"乙类药品"管理。

（3）中药饮片：中药饮片的"甲乙分类"由省级医疗保障主管部门确定。

医保药品目录中列出了准予支付的中药饮片，同时列出了不得纳入基金支付的饮片范围。

（4）工伤保险和生育保险支付药品费用时不区分甲、乙类。

［记忆口诀］甲类价低、国定、按规定支付；乙类价高、国定、先自付再支付

18. **药品安全风险管理的目的**：使药品风险最小化。

19. **执业药师界定**：执业药师是指经全国统一考试合格，取得《中华人民共和国执业药师职业资格证书》并经注册，在药品生产、经营、使用和其他需要提供药学服务的单位中执业的药学技术人员。

20. **执业药师报名条件**

凡中华人民共和国公民和获准在我国境内就业的外籍人员，具备以下条件之一者，均可申请参加执业药师职业资格考试：①取得药学类、中药学类专业大专学历，在药学或中药学岗位工作满 4 年；②取得药学类、中药学类专业大学本科学历或学士学位，在药学或中药学岗位工作满 2 年；③取得药学类、中药学类专业第二学士学位、研究生班毕业或硕士学位，在药学或中药学岗位工作满 1 年；④取得药学类、中药学类专业博士学位；⑤取得药学类、中药学类相关专业相应学历或学位的人员，在药学或中药学岗位工作的年限相应增加 1 年。

［记忆口诀］专 4 本 2 硕 1 博 0，相关加 1

21. **执业药师免试部分科目条件**

按照国家有关规定取得药学或医学专业高级职称并在药学岗位工作的，可免试药学专业知识（一）、药学专业知识（二），只参加药事管理与法规、药学综合知识与技能两个科目的考试；取得中药学或中医学专业高级职称并在中

药学岗位工作的，可免试中药学专业知识（一）、中药学专业知识（二），只参加药事管理与法规、中药学综合知识与技能两个科目的考试。

[记忆口诀] 医药高级免药2科，中医药高级免中药2科

22. 单独划定部分专业技术人员职业资格考试合格标准情形

在国家乡村振兴重点帮扶县、西藏自治区、四省涉藏州县、新疆维吾尔自治区南疆四地州、甘肃临夏州、四川凉山州、乐山市峨边县、马边县及金口河区单独划定包括执业药师在内的部分专业技术人员职业资格考试合格标准。执业药师单独划线职业资格证书或成绩合格证明，在相应省（区、市）的单独划线地区有效。

23. 执业药师注册有效期：为5年。需要延续的，应当在有效期届满30日前，向所在地省（区、市）药品监督管理部门提出延续注册申请。

24. 申请注册执业药师的条件：①取得《执业药师职业资格证书》；②遵纪守法，遵守执业药师职业道德；③身体健康，能坚持在执业药师岗位工作；④经执业单位同意；⑤按规定参加继续教育学习。

[记忆口诀] 证法同继续

25. 不予注册执业药师的条件：①不具备完全民事行为能力的；②甲、乙类传染病传染期，精神病发病期等健康状况不适宜或者不能胜任执业药师业务工作的；③受刑事处罚，自刑罚执行完毕之日到申请注册之日不满3年的；④未按规定完成继续教育学习的；⑤近3年有新增不良信息记录的；⑥国家规定不宜从事执业药师业务的其他情形。

[记忆口诀] 因病无能力学习，刑不良3年

26. **执业药师继续教育学时要求**

执业药师应当自取得执业药师职业资格证书的次年起开始参加继续教育，每年参加的继续教育不少于90学时。其中，专业科目学时一般不少于总学时的三分之二。执业药师参加继续教育取得的学时在当年度全国范围内有效。

27. **执业药师岗位职责**

执业药师依法负责药品管理、处方审核和调配、合理用药指导等工作。执业药师在执业范围内应当对执业单位的药品质量和药学服务活动进行监督，保证药品管理过程持续符合法定要求。

［记忆口诀］质量监管、处方审核、用药指导

28. **执业药师职业道德准则**：①救死扶伤，不辱使命；②尊重患者，平等相待；③依法执业，质量第一；④进德修业，珍视声誉；⑤尊重同仁，密切协作。

29. **由发证部门撤销《执业药师注册证》，3年内不予注册的情形**：持证人《执业药师注册证》挂靠的；以欺骗、贿赂等不正当手段取得《执业药师注册证》的。

第二章　药品管理法律和管理体系

第一节　药品管理法律法规

一、国家药品管理的法的渊源

法的表现形式	制定机关	例（关键词）
1. 宪法	全国人大制定的根本法，地位最高	—
2. 法律	全国人大及其常委会制定，由国家主席签署主席令公布	法
3. 行政法规	国务院制定，由总理签署国务院令公布	条例、毒办法、放办法
4. 地方性法规	由省、省政府所在地的市、经济特区所在地的市和国务院已经批准的较大的市人大及其常委会制定	地名+条例
5. 自治条例和单行条例	民族自治地方的人大	—
6. 部门规章	由国务院各部、委员会、中国人民银行、审计署和具有行政管理职能的直属机构制定，由部门首长签署命令予以公布	办法（除毒、放）、规定、规范
7. 地方政府规章	由省、自治区、直辖市和设区的市、自治州的人民政府制定，由省长、自治区主席、市长或自治州州长签署命令予以公布	地名+办法或规定

二、法的效力冲突及其解决

1. 法的渊源冲突的解决原则

不同位阶	①上位法的效力高于下位法，宪法至上、法律高于法规、法规高于规章、行政法规高于地方性法规 ②下位法违反上位法规定的，由有关机关依法予以改变或者撤销
同一位阶	特别规定优于一般规定，新的规定优于旧的规定

2. 同一位阶法的渊源冲突的解决原则

冲突情形	裁决机关
法律之间对同一事项的新的一般规定与旧的特别规定不一致，不能确定如何适用时	由全国人大常委会裁决
行政法规之间对同一事项的新的一般规定与旧的特别规定不一致，不能确定如何适用时	由国务院裁决

3. 位阶出现交叉时法的渊源冲突的解决原则

冲突情形	裁决机关
①地方性法规与部门规章之间对同一事项的规定不一致时	由国务院提出意见，国务院认为应当适用地方性法规的，应当决定适用地方性法规；认为应当适用部门规章的，应当提请全国人大常委会裁决
②部门规章之间、部门规章与地方政府规章之间对同一事项的规定不一致时	由国务院裁决
③根据授权制定的法规与法律规定不一致时	由全国人大常委会裁决

三、药品管理法律体系

按照法律效力等级依次包括：法律、行政法规、部门规章、规范性文件等。

第二节 药品监督管理体系

一、国家药品监督管理局的主要职责

1. 安全监督管理	负责药品（含中药、民族药，下同）、医疗器械和化妆品安全监督管理。拟订监督管理政策规划，组织起草法律法规草案，拟订部门规章，并监督实施
2. 标准管理	负责药品、医疗器械和化妆品标准管理。组织制定、公布国家药典等药品、医疗器械标准，组织拟订化妆品标准，组织制定分类管理制度，并监督实施。参与制定国家基本药物目录，配合实施国家基本药物制度
3. 注册管理	负责药品、医疗器械和化妆品注册管理。制定注册管理制度，严格上市审评审批，完善审评审批服务便利化措施，并组织实施
4. 质量管理	负责药品、医疗器械和化妆品质量管理。制定研制质量管理规范并监督实施。制定生产质量管理规范并依职责监督实施。制定经营、使用质量管理规范并指导实施
5. 上市后风险管理	负责药品、医疗器械和化妆品上市后风险管理。组织开展药品不良反应、医疗器械不良事件和化妆品不良反应的监测、评价和处置工作。依法承担药品、医疗器械和化妆品安全应急管理工作
6. 资格准入管理	负责执业药师资格准入管理。制定执业药师资格准入制度，指导监督执业药师注册工作
7. 监督检查	负责组织指导药品、医疗器械和化妆品监督检查。制定检查制度，依法查处药品、医疗器械和化妆品注册环节的违法行为，依职责组织指导查处生产环节的违法行为

二、地方药品监督管理部门

1. 省级药品监督管理部门	①药品、医疗器械、化妆品生产环节的许可、检查和处罚 ②药品批发许可、零售连锁总部许可、互联网药品和医疗器械信息服务资格审批、互联网销售第三方平台备案及检查和处罚 ③医疗机构制剂配制许可 ④执业药师注册管理工作 ⑤依法制定地方中药材标准、中药饮片炮制规范

续表

2. 市、县级药品监督管理部门	①药品零售、医疗器械经营的许可、检查和处罚 ②化妆品经营和药品、医疗器械使用环节质量的检查和处罚

三、药品管理工作相关部门

相关部门	主要职责
1. 市场监管部门	国家、省（区、市）市场监督管理机构管理同级药品监督管理机构
2. 卫生健康部门	①负责组织拟订国民健康政策，拟订卫生健康事业发展法律法规草案、政策、规划，制定部门规章和标准并组织实施 ②负责组织制定国家药物政策和国家基本药物制度，开展药品使用监测、临床综合评价和短缺药品预警，提出国家基本药物价格政策的建议 ③制定医疗机构、医疗服务行业管理办法并监督实施，建立医疗服务评价和监督管理体系 ④国家药品监督管理局会同国家卫生健康委员会组织国家药典委员会并制定国家药典，建立重大药品不良反应和医疗器械不良事件相互通报机制和联合处置机制
3. 中医药管理部门	①负责拟订中医药和民族医药事业发展的战略、规划、政策和相关标准 ②负责指导民族医药的理论、医术、药物的发掘、整理、总结和提高工作 ③组织开展中药资源普查，促进中药资源的保护、开发和合理利用 ④组织拟订中医药人才发展规划，会同有关部门拟订中医药专业技术人员资格标准并组织实施
4. 医疗保障部门	①负责拟订医疗保险、生育保险、医疗救助等医疗保障制度的法律法规草案、政策、规划和标准 ②组织制定药品、医用耗材价格和医疗服务项目、医疗服务设施收费等政策
5. 人力资源和社会保障部门	负责拟订人力资源和社会保障事业发展政策、规划

续表

相关部门	主要职责
6. 工业和信息化部门	①承担食品、医药工业等行业管理工作 ②承担中药材生产扶持项目管理和国家药品储备管理工作 ③负责配合有关部门依法处置发布药品虚假违法广告
7. 商务部门	①负责拟订药品流通发展规划和政策 ②商务部发放药品类易制毒化学品进口许可前，应当征得国家药品监督管理局同意
8. 专利行政部门	①国家知识产权局负责保护知识产权 ②国家知识产权局设立药品专利纠纷早期解决机制行政裁决委员会，组织和开展药品专利纠纷早期解决机制行政裁决相关工作
9. 公安部门	负责组织指导药品、医疗器械和化妆品犯罪案件侦查工作

四、药品监督管理专业技术机构

药品监督管理专业技术机构	主要职责
1. 中国食品药品检定研究院（国家药品监督管理局医疗器械标准管理中心）	①承担食品、药品、医疗器械、化妆品及有关药用辅料、包装材料与容器的检验检测工作 ②组织开展检验检测新技术、新方法、新标准研究。承担相关产品严重不良反应、严重不良事件原因的实验研究工作 ③承担化妆品安全技术评价工作
2. 国家药典委员会	①组织编制、修订和编译《中国药典》及配套标准 ②组织制定修订国家药品标准 ③负责药品通用名称命名 ④组织开展《中国药典》和国家药品标准宣传培训与技术咨询
3. 国家药品监督管理局药品审评中心	①负责药物临床试验、药品上市许可申请的受理和技术审评 ②负责仿制药质量和疗效一致性评价的技术审评

续表

药品监督管理专业技术机构	主要职责
4. 国家药品监督管理局食品药品审核查验中心（国家疫苗检查中心）	①组织制定修订药品、医疗器械、化妆品检查制度规范和技术文件 ②承担药物临床试验、非临床研究机构资格认定（认证）和研制现场检查 ③承担药品注册现场检查。承担药品生产环节的有因检查。承担药品境外检查
5. 国家药品监督管理局药品评价中心（国家药品不良反应监测中心）	①组织开展药品不良反应、医疗器械不良事件、化妆品不良反应、药物滥用监测工作 ②开展药品、医疗器械、化妆品的上市后安全性评价工作 ③参与拟订、调整国家基本药物目录 ④参与拟订、调整非处方药目录
6. 国家药品监督管理局行政事项受理服务和投诉举报中心	①负责药品、医疗器械、化妆品行政事项的受理服务和审批结果的相关文书的制作、送达工作 ②受理和转办药品、医疗器械、化妆品涉嫌违法违规行为的投诉举报
7. 国家药品监督管理局执业药师资格认证中心	①开展执业药师资格准入制度及执业药师队伍发展战略研究，参与拟订完善执业药师资格准入标准并组织实施 ②承担执业药师资格考试相关工作 ③承担全国执业药师管理信息系统的建设、管理和维护工作，收集报告相关信息
8. 国家药品监督管理局高级研修学院（安全应急演练中心）	组织开展执业药师考前培训、继续教育、师资培训及相关工作
9. 国家中药品种保护审评委员会	负责组织国家中药品种保护的技术审评工作
10. 国家药品监督管理局特殊药品检查中心（国家药品监督管理局一四六仓库）	主要承担特殊药品、医疗器械、化妆品等技术检查及麻醉药品仓储管理保障工作

第三节　药品管理的行政行为

一、行政许可

1. 行政许可的基本原则	①许可法定原则 ②公开原则。政府行为除涉及国家秘密、商业秘密或者个人隐私等依法应当保密以外，应当公开进行 ③公平公正原则。行政许可的设定应当合理、公正，行政许可应当符合法定目的，行政许可的实施应当公平 ④高效便民原则
2. 行政许可的一般程序	包括申请、受理、审查、决定、送达等
3. 药品行政许可项目	①药品上市许可：颁发药品注册证书 ②药品生产许可：颁发《药品生产许可证》和《医疗机构制剂许可证》 ③药品经营许可：颁发《药品经营许可证》 ④执业药师执业许可：颁发《执业药师注册证》

二、行政强制

1. 行政强制措施	界定	指行政机关在行政管理过程中，为制止违法行为、防止证据损毁、避免危害发生、控制危险扩大等情形，依法对公民的人身自由实施暂时性限制，或者对公民、法人或者其他组织的财物实施暂时性控制的行为
	种类	①限制公民人身自由 ②查封场所、设施或者财物 ③扣押财物 ④冻结存款、汇款
2. 行政强制执行	界定	指行政机关或者行政机关申请人民法院，对不履行行政决定的公民、法人或者其他组织，依法强制履行义务的行为
	方式	①加处罚款或者滞纳金 ②划拨存款、汇款 ③拍卖或者依法处理查封、扣押的场所、设施或者财物 ④排除妨碍、恢复原状 ⑤代履行

三、行政处罚的程序

1. 简易程序（当场处罚程序）	当违法事实确凿、有法定依据、拟作出数额较小的罚款（对公民处 200 元以下，对法人或者其他组织处 3000 元以下的罚款）或者警告
2. 听证程序	行政机关作出以下行政处罚决定之前，应当告知当事人有要求举行听证的权利： ①较大数额罚款 ②没收较大数额违法所得、没收较大价值非法财物 ③降低资质等级或吊销许可证件 ④责令停产停业、责令关闭、限制从业 ⑤其他较重的行政处罚 ⑥法律、法规、规章规定的其他情形

四、行政复议与行政诉讼

	行政复议	行政诉讼
1. 申请	向行政复议机关提出复议申请	向人民法院起诉
2. 受案范围	（1）可申请复议的具体行政行为 ①对行政机关作出的行政处罚决定不服 ②对行政机关作出的行政强制措施、行政强制执行决定不服 ③申请行政许可，行政机关拒绝或者在法定期限内不予答复，或者对行政机关作出的有关行政许可其他决定不服 ④对行政机关作出的关于确认自然资源的所有权或者使用权的决定不服 ⑤对行政机关作出的征收征用决定及其补偿决定不服 ⑥对行政机关作出的赔偿决定或者不予赔偿决定不服	①对行政拘留、暂扣或者吊销许可证和执照、责令停产停业、没收违法所得、没收非法财物、罚款、警告等行政处罚不服的 ②对限制人身自由或者对财产的查封、扣押、冻结等行政强制措施和行政强制执行不服的 ③申请行政许可，行政机关拒绝或者在法定期限内不予答复，或者对行政机关作出的有关行政许可的其他决定不服的 ④对行政机关作出的关于确认土地、矿藏、水流、森林、山岭、草原、荒地、滩涂、海域等自然资源的所有权或者使用权的决定不服的

续表

	行政复议	行政诉讼
2. 受案范围	⑦对行政机关作出的不予受理工伤认定申请的决定或者工伤认定结论不服 ⑧认为行政机关侵犯其经营自主权或者农村土地承包经营权、农村土地经营权 ⑨认为行政机关滥用行政权力排除或者限制竞争 ⑩认为行政机关违法集资、摊派费用或者违法要求履行其他义务 ⑪申请行政机关履行保护人身权利、财产权利、受教育权利等合法权益的法定职责，行政机关拒绝履行、未依法履行或者不予答复 ⑫申请行政机关依法给付抚恤金、社会保险待遇或者最低生活保障等社会保障，行政机关没有依法给付 ⑬认为行政机关不依法订立、不依法履行、未按照约定履行或者违法变更、解除政府特许经营协议、土地房屋征收补偿协议等行政协议 ⑭认为行政机关在政府信息公开工作中侵犯其合法权益 (2) 附带申请复议的行政行为：认为行政机关的行政行为所依据的规范性文件（不含规章）不合法	⑤对征收、征用决定及其补偿决定不服的 ⑥申请行政机关履行保护人身权、财产权等合法权益的法定职责，行政机关拒绝履行或者不予答复的 ⑦认为行政机关侵犯其经营自主权或者农村土地承包经营权、农村土地经营权的 ⑧认为行政机关滥用行政权力排除或者限制竞争的 ⑨认为行政机关违法集资、摊派费用或者违法要求履行其他义务的 ⑩认为行政机关没有依法支付抚恤金、最低生活保障待遇或者社会保险待遇的 ⑪认为行政机关不依法履行、未按照约定履行或者违法变更、解除政府特许经营协议、土地房屋征收补偿协议等协议的 ⑫认为行政机关侵犯其他人身权、财产权等合法权益的

续表

	行政复议	行政诉讼
3. 申请时效	一般时效为60日	①公民、法人或者其他组织对行政复议决定不服的,可以在收到复议决定书之日起15日内向人民法院提起诉讼 ②直接向人民法院提起诉讼的,应当自知道或者应当知道作出行政行为之日起6个月内提出

第四节 药品管理相关制度

一、药品标准体系

1. 国家药品标准	国务院药品监督管理部门颁布的《中国药典》和药品标准为国家药品标准。经国务院药品监督管理部门核准的药品质量标准高于国家药品标准的,按照经核准的药品质量标准执行;没有国家药品标准的,应当符合经核准的药品质量标准 ①《中国药典》:由国家药典委员会组织编纂,国家药品监督管理部门批准并颁布;国家药品标准的核心;每5年颁布一版 ②国务院药品监督管理部门颁布的药品标准:尚有原卫生部颁布的药品标准、原食品药品监管总局和国家药监局颁布的药品标准,也收载了国内已有生产、疗效较好,需要统一标准,但尚未载入《中国药典》的品种质量标准 ③《国家中药饮片炮制规范》:属于中药饮片的国家药品标准
2. 药品注册标准	①药品注册标准是经药品注册申请人提出,由国务院药品监督管理部门药品审评中心核定,国务院药品监督管理部门在批准药品上市许可、补充申请时发给药品上市许可持有人的经核准的质量标准 ②药品注册标准应当符合《中国药典》通用技术要求,不得低于《中国药典》的规定

续表

3. 中药标准	①体现中医药特色和优势的品种、《国家基本医疗保险、工伤保险和生育保险药品目录》或者《国家基本药物目录》收载的品种，以及其他需要优先制定国家药品标准的品种可以优先制定中药国家药品标准 ②国家药品标准已收载的品种及规格涉及的省级中药标准，自国家药品标准实施后自行废止

二、药品质量监督检验

1. 抽查检验	①按照规定抽样，不得收费，抽样应当购买样品。对有证据证明可能危害人体健康的药品及其有关材料，药监部门可以查封、扣押 ②一般可分为监督抽检和评价抽检 a. 监督抽检是指药品监督管理部门根据监管需要对质量可疑药品进行的抽查检验 b. 评价抽检是指药品监督管理部门为评价某类或一定区域药品质量状况而开展的抽查检验 ③国家药监部门负责组织实施国家药品质量抽查检验工作 ④省级药监部门负责对本行政区域内生产环节以及批发、零售连锁总部和互联网销售第三方平台的药品质量开展抽查检验，组织市县级药监部门对行政区域内零售和使用环节的药品质量进行抽查检验
2. 注册检验	包括标准复核和样品检验。新药上市申请、首次申请上市仿制药、首次申请上市境外生产药品，应当进行样品检验和标准复核
3. 指定检验	某些药品在销售前或进口时必须经过指定的药检机构检验。下列药品在销售前或进口时，需由指定的药检机构检验： ①首次在中国销售的药品 ②国家药品监督管理局规定的生物制品 ③国务院规定的其他生物制品 疫苗类制品、血液制品、用于血源筛查的体外诊断试剂以及国家药监部门规定的其他生物制品，在每批产品上市销售前或进口时，经指定的批签发机构进行审核、检验
4. 复验	当事人对检验结果有异议的，可自收到检验结果之日起7日内向药品检验机构申请复验

三、药品质量公告

1. 药品质量公告的界定	由国家和省级药品监督管理部门向公众发布的有关药品质量抽查检验结果的通告
2. 质量公告的发布权限	①国家药品质量公告应当根据药品质量状况及时或定期发布 ②对药品质量严重影响用药安全、有效的，应当及时发布；对药品的评价抽验，定期在药品质量公告上予以发布 ③省级药品质量公告的发布由各省级药监部门自行规定，应及时通过国家药品监督管理局网站向社会公布，并在发布后报国家药品监督管理局备案
3. 质量公告的发布内容	药品质量公告发布的重点是不符合国家药品标准的药品品种。国家药品质量公告发布前，涉及内容的核实由省级药监部门负责

四、药品检查的管辖

检查部门	主要职责
1. 国家药品监督管理局	主管全国药品检查管理工作
2. 食品药品审核查验中心	负责承担疫苗、血液制品巡查
3. 省级药品监督管理部门	负责对药品上市许可持有人、药品生产企业、药品批发企业、药品零售连锁总部、药品网络交易第三方平台等相关检查
4. 市县级药品监督管理部门	负责对药品零售企业、使用单位的检查

五、药品检查各个环节的主要内容

1. 药品研制注册环节	对申请人开展的药物非临床研究、药物临床试验、申报生产研制现场和生产现场开展的检查，以及必要时对药品注册申请所涉及的原辅包等生产企业、供应商或者其他委托机构开展的延伸检查
2. 药品生产环节	《药品生产许可证》换发的现场检查、药品生产质量管理规范实施情况的合规检查、日常检查、有因检查、专项检查、疫苗巡查，以及对中药提取物、中药材以及登记的辅料、直接接触药品的包装材料和容器等供应商或者生产商开展的延伸检查

续表

3. 药品经营环节	①检查分类：许可检查、常规检查、有因检查和其他检查 ②检查方式：可采取飞行检查（不预先告知的检查）、延伸检查、联合检查以及出具协助调查函请相关同级药监部门协助调查、取证等

六、药品检查结果的处理

综合评定结论	采取措施
1. 现场检查时发现缺陷有一定质量风险，经整改后综合评定结论为符合要求	药品监督管理部门必要时依据风险采取告诫、约谈等风险控制措施
2. 综合评定结论为不符合要求	①药品监督管理部门应当第一时间采取暂停生产、销售、使用、进口等风险控制措施，消除安全隐患 ②被检查单位拒绝、逃避监督检查，伪造、销毁、隐匿有关证据材料的，视为其产品可能存在安全隐患

七、药品监督管理部门开展药品飞行检查的情形

药品监督管理部门开展药品飞行检查的情形
- ①投诉举报或者其他来源的线索表明可能存在质量安全风险的
- ②检验发现存在质量安全风险的
- ③药品不良反应提示可能存在质量安全风险的
- ④对申报资料真实性有疑问的
- ⑤涉嫌严重违反质量管理规范要求的
- ⑥企业有严重不守信记录的
- ⑦其他需要开展飞行检查的情形

八、职业化专业化检查员队伍建设

1. 职业化专业化药品检查员制度建设目标	构建起基本满足药品监管要求的职业化专业化药品检查员体系，完善以专职检查员为主体、兼职检查员为补充的职业化专业化药品检查员队伍

续表

2. 完善职业化专业化药品检查队伍的措施	①完善药品检查体制机制。构建国家、省两级职业化专业化药品检查员队伍。药品检查员队伍要落实药品注册现场检查、疫苗药品派驻检查以及属地检查、境外检查要求 ②落实检查员配置。有疫苗等高风险药品生产企业的地区，还应配备相应数量的具有疫苗等高风险药品检查技能和实践经验的药品检查员 ③加强检查员队伍管理。建立检查员分级分类管理制度

九、药品追溯

1. 药品追溯体系的责任主体	药品上市许可持有人和生产企业承担药品追溯系统建设的主要责任，药品经营企业和使用单位应当配合药品上市许可持有人和生产企业，建成完整药品追溯系统，履行各自追溯责任
2. 药品追溯体系的管理部门	药品监督管理部门监督企业建立药品追溯系统
3. 药品追溯体系的实施要求	坚持企业建立的原则，逐步有序推进
4. 药品追溯码编码和标识规范	①药品追溯码，是指用于唯一标识药品各级销售包装单元的代码，由一列数字、字母和（或）符号组成 ②编码要求：药品追溯码应关联药品上市许可持有人名称、药品生产企业名称、药品通用名、药品批准文号、药品本位码、剂型、制剂规格、包装规格、生产日期、药品生产批号、有效期和单品序列号等信息 ③药品追溯码标识是在药品包装上采用印刷、粘贴等方式对药品追溯码及其相关信息所做的标识，由数字、字母、文字、条码组成。药品追溯码标识应当遵循易识别性、清晰性、显著性的基本原则，应清晰可读，可被扫码设备和人眼识读

续表

5. 建立疫苗信息化追溯系统	①上市许可持有人承担疫苗信息化追溯系统建设的主要责任，按照"一物一码、物码同追"的原则建立疫苗信息化追溯系统，并与协同平台相衔接 ②要对所生产疫苗进行赋码，提供疫苗各级包装单元生产、流通追溯数据，实现疫苗追溯信息可查询 ③上市许可持有人可以自建也可通过第三方技术机构建立疫苗信息化追溯系统

十、药物警戒

1. 药物警戒的界定	发现、评估、理解和预防药品不良反应或其他药品相关问题的科学与活动
2. 建立健全药物警戒体系	药品上市许可持有人应当建立健全药物警戒体系。药品上市许可持有人是药品安全责任的主体，药品上市许可持有人的法定代表人或主要负责人应当指定药物警戒负责人，设立专门机构，配备专职人员，建立健全药物警戒相关管理制度和体系文件
3. 开展药物警戒关键活动	①药物警戒制度的核心是药品风险管理，药品上市许可申请人及药品上市许可持有人应当围绕风险的监测、识别、评估（药品风险管理的重要环节）与控制（药品风险管理的核心）的主线开展各项药物警戒活动 ②药物警戒比药品不良反应监测的范围更宽，可以涵盖药物临床试验和上市后阶段；药物警戒比药品不良反应监测关注的范围更广，不仅包括药品不良反应，还包括其他与用药有关的有害反应

十一、药品不良反应的界定和分类

1. 药品不良反应	合格药品在正常用法用量下出现的与用药目的无关的有害反应
2. 严重药品不良反应	因使用药品引起以下损害情形之一的反应： ①导致死亡 ②危及生命 ③致癌、致畸、致出生缺陷

续表

2. 严重药品 不良反应	④导致显著的或者永久的人体伤残或者器官功能的损伤 ⑤导致住院或者住院时间延长 ⑥导致其他重要医学事件,如不进行治疗可能出现上述所列情况
3. 新的药品 不良反应	①指药品说明书中未载明的不良反应 ②说明书中已有描述,但不良反应发生的性质、程度、后果或者频率与说明书描述不一致或者更严重的,按照新的药品不良反应处理
4. 药品群体 不良事件	同一药品在使用过程中,在相对集中的时间、区域内,对一定数量人群的身体健康或者生命安全造成损害或者威胁,需要予以紧急处置的事件

十二、药品不良反应报告主体、监督主体

1. 报告主体	①药品上市许可持有人是药品安全责任的主体 ②药品上市许可持有人、药品生产企业、药品经营企业和医疗机构发现疑似不良反应的,应当及时向药监部门和卫生健康部门报告
2. 监督主体	①国家药品监督管理局主管全国药品不良反应报告和监测工作 ②地方各级药监部门应当建立健全药品不良反应监测机构

十三、个例药品不良反应的报告和处置

1. 报告途径	①药品上市许可持有人应当报告获知的所有不良反应,按照可疑即报原则,直接通过国家药品不良反应监测系统报告发现或获知的药品不良反应 ②医疗机构及个人通过药品不良反应监测系统报告发现或获知的药品不良反应,也可向药品上市许可持有人直接报告 ③药品经营企业直接向药品上市许可持有人报告
2. 报告时限	①严重不良反应(境内和境外),获知之日起15日内 ②非严重不良反应,获知之日起30日内 ③药品群体不良事件,立即

十四、定期安全性更新报告

1. 报告主体	药品上市许可持有人、药品生产企业
2. 报告时限	①创新药和改良型新药应当自取得批准证明文件之日起每满1年提交一次定期安全性更新报告，直至首次再注册，之后每5年报告一次 ②其他类别的药品，一般应当自取得批准证明文件之日起每5年报告一次

十五、药品上市许可持有人对药品不良反应的评价与控制

风险情况	采取措施
1. 根据分析评价结果，判断为常规风险	修订药品说明书、标签、包装，改变药品包装规格，改变药品管理状态等
2. 根据分析评价结果，判断为特殊风险	包括开展医务人员和患者的沟通和教育、药品使用环节的限制、患者登记等
3. 评估认为风险大于获益的品种	主动申请注销药品批准证明文件
4. 提示药品可能存在质量安全问题	持有人必须立即采取暂停生产、销售、使用或者召回等措施，并积极开展风险排查
5. 造成严重人身伤害或者死亡的严重不良反应	持有人必须立即采取措施妥善处理

十六、药品不良反应监测机构对药品不良反应的评价与控制

1. 省级药品监督管理部门	根据分析评价结果，可以采取暂停生产、销售、使用和召回药品等措施，并监督检查，同时将采取的措施通报同级卫生健康主管部门
2. 国家药品监督管理部门	①必要时应采取责令修改药品说明书，暂停生产、销售、使用和召回药品等措施 ②对不良反应大的药品，应当撤销药品批准证明文件，并将有关措施及时通报卫生健康主管部门

高频考点速记

1. **法的渊源**

（1）**法律**：全国人民代表大会及其常务委员会制定颁布。

（2）**行政法规**：由总理签署以国务院令形式公布。如《麻醉药品和精神药品条例》《医疗用毒性药品管理办法》《放射性药品管理办法》等。

（3）**部门规章**：国务院各部、各委员会、直属机构制定颁布。如《药品注册管理办法》《药品经营质量管理办法》等。

（4）**地方性法规**：省级和市级人民代表大会及其常委会制定颁布。如《江苏省药品监督管理条例》等。

（5）**地方政府规章**：省级和市级人民政府制定颁布。如《福建省药品和医疗器械流通监督管理办法》等。

2. **对比记忆**

（1）**上位法的效力高于下位法**：宪法至上、法律高于法规、法规高于规章、行政法规高于地方性法规。

（2）**特别规定优于一般规定，新的规定优于旧的规定**：法律之间对同一事项的新的一般规定与旧的特别规定不一致，不能确定如何适用时，由全国人民代表大会常务委员会裁决。行政法规之间对同一事项的新的一般规定与旧的特别规定不一致，不能确定如何适用时，由国务院裁决。

（3）**其他**：地方性法规与部门规章之间对同一事项的规定不一致时，由国务院提出意见，国务院认为应当适用地方性法规的，应当决定适用地方性法规；认为应当适用部门规章的，应当提请全国人民代表大会常务委员会裁决。部门规章之间、部门规章与地方政府规章之间对同一事项的规定不一致时，由国务院裁决。根据授权制定的法规与法律规定不一致时，由全国人民代表大会常务委员会裁决。

3. 国家药品监督管理局的主要职责：①负责药品（含中药、民族药）、医疗器械和化妆品安全监督管理。②负责药品、医疗器械和化妆品标准管理。参与制定国家基本药物目录，配合实施国家基本药物制度。③负责药品、医疗器械和化妆品注册管理。④负责药品、医疗器械和化妆品质量管理。⑤负责药品、医疗器械和化妆品上市后风险管理。⑥负责执业药师资格准入管理。⑦负责组织指导药品、医疗器械和化妆品监督检查。

4. 对比记忆

（1）省级药品监督管理部门：负责药品、医疗器械、化妆品生产环节的许可及检查、处罚，以及药品批发许可、零售连锁总部许可、互联网销售第三方平台备案及检查、处罚。

（2）市、县级药品监督管理部门：负责药品零售、医疗器械经营的许可、检查和处罚，以及化妆品经营和药品、医疗器械使用环节质量的检查和处罚。

[记忆口诀] 药品找国家，生产批发找省，制剂找省，广告找省，零售找当地（精二零售找市）

5. 对比记忆

（1）卫生健康主管部门：卫生健康、药物政策、基本药物、药典。

（2）中医药管理部门：中药资源、民族医药。

（3）医疗保障主管部门：医疗保障、医保目录、收费、药品价格、招标采购。

（4）工业和信息化部门：中药材生产扶持、国家药品储备。

（5）商务部门：药品流通发展。

（6）专利行政部门：药品专利。

6. 对比记忆

（1）中国食品药品检定研究院：药品、生物制品检验。

（2）国家药典委员会：药品标准、药品通用名称。

（3）药品审评中心：药品注册、技术审评。

（4）食品药品审核查验中心：规范、检查。

（5）药品评价中心：不良反应监测、上市后安全性评价、目录。

7. 对比记忆

（1）国家药品监督管理局：负责执业药师注册的政策制定和组织实施，指导监督全国执业药师注册管理工作，建立完善全国执业药师注册管理信息系统。

（2）国家药品监督管理局执业药师资格认证中心：承担全国执业药师注册管理工作，承担全国执业药师注册管理信息系统的建设、管理和维护工作，收集报告相关信息。

（3）国家药品监督管理局高级研修学院：组织开展执业药师考前培训、继续教育、师资培训及相关工作。

（4）各省级药监部门：负责本行政区域内的执业药师注册及其相关监督管理工作。

8. 设定和实施行政许可的原则

（1）公开原则：政府行为除涉及国家秘密、商业秘密或者个人隐私等依法应当保密以外，应当公开进行。

（2）公平公正原则：行政许可的设定应当合理、公正，行政许可应当符合法定目的，行政许可的实施应当公平。

9. 行政强制措施的种类包括：①限制公民人身自由；②查封场所、设施或者财物；③扣押财物；④冻结存款、

汇款；⑤其他行政强制措施。

10. 行政强制执行的方式包括：①加处罚款或者滞纳金；②划拨存款、汇款；③拍卖或者依法处理查封、扣押的场所、设施或者财物；④排除妨碍、恢复原状；⑤代履行；⑥其他强制执行方式。

11. 对比记忆

（1）简易程序适用条件：拟作出数额较小的罚款（对公民处 200 元以下，对法人或者其他组织处 3000 元以下的罚款）或者警告

（2）听证程序适用条件：①较大数额罚款；②没收较大数额违法所得、没收较大价值非法财物；③降低资质等级或吊销许可证件；④责令停产停业、责令关闭、限制从业；⑤其他较重的行政处罚；⑥法律、法规、规章规定的其他情形。

12. 行政复议和行政诉讼时效

（1）公民、法人或者其他组织认为具体行政行为侵犯其合法权益，可以自知道该具体行政行为之日起 60 日内提出行政复议申请。

（2）经过行政复议的案件，公民、法人或者其他组织对行政复议决定不服的，可在收到复议决定书之日起 15 日内向人民法院起诉；直接向人民法院提起诉讼的，应当自知道或者应当知道作出行政行为之日起 6 个月内提出。

［记忆口诀］复议 60，先复再诉 15，直接诉 6 月

13. 药品标准

（1）《中国药典》：核心权威，5 年一版。

（2）药品注册标准：经药品注册申请人提出，国务院药品监督管理部门在批准药品上市许可、补充申请时发给药品上市许可持有人的经核准的质量标准，不得低于《中国药典》的规定。

（3）《国家中药饮片炮制规范》：属于中药饮片的国家药品标准。

14. 药品质量监督检验的类型

（1）抽查检验：不得收取任何费用，分为监督抽检和评价抽检。国家药品监督管理局和省级药品监督管理部门应当定期公告药品质量抽查检验的结果。

（2）注册检验：包括标准复核和样品检验。

（3）指定检验：在销售前或进口时，需由指定的药检机构检验：①首次在中国销售的药品；②疫苗类制品、血液制品、用于血源筛查的体外诊断试剂以及国家药品监督管理局规定的其他生物制品；③国务院规定的其他药品。

（4）复验：当事人对检验结果有异议的。

15. 药品质量公告：药品质量公告是指由国家和省级药品监督管理部门向公众发布的有关药品质量抽查检验结果的通告。药品质量公告的重点是不符合国家药品标准的药品品种信息。

［记忆口诀］国家和省发布，公告不合格。

16. 药品追溯

（1）药品上市许可持有人、生产企业、经营企业、使用单位是药品质量安全的责任主体，负有追溯义务。

（2）药品追溯码，是指用于唯一标识药品各级销售包装单元的代码，由一列数字、字母和（或）符号组成。

（3）上市许可持有人承担疫苗信息化追溯系统建设的主要责任，按照"一物一码、物码同追"的原则建立疫苗信息化追溯系统。

17. 药品不良反应

（1）**严重药品不良反应**：①导致死亡；②危及生命；③致癌、致畸、致出生缺陷；④导致显著的或者永久的人体伤残或者器官功能的损伤；⑤导致住院或者住院时间延长；⑥导致其他重要医学事件，如不进行治疗可能出现上述所列情况。

（2）新的药品不良反应：①药品说明书中未载明的不良反应；②说明书中已有描述，但不良反应发生的性质、程度、后果或者频率与说明书描述不一致或者更严重的，按照新的药品不良反应处理。

［记忆口诀］说明书未载明是新，描述不一致按新

18. 药品安全责任的主体，设置专门的药物警戒部门，指定药物警戒负责人的是：药品上市许可持有人。

19. 个例药品不良反应报告途径：药品上市许可持有人直接通过国家药品不良反应监测系统报告发现或获知的药品不良反应。药品经营企业直接向药品上市许可持有人报告。医疗机构及个人通过药品不良反应监测系统报告发现或获知的药品不良反应，也可向药品上市许可持有人直接报告。

［记忆口诀］持有人报给系统，经营报给持有人，医药机构及个人报给系统或持有人

20. 药品不良反应报告时限

（1）严重不良反应：尽快报告，不迟于获知信息后的15 日。

非严重不良反应：不迟于获知信息后的30 日。

跟踪报告：按照个例药品不良反应报告的时限提交。

（2）境外发生的严重不良反应：药品上市许可持有人应当按照个例药品不良反应报告的要求提交。

（3）药品上市许可持有人、生产、经营企业和医疗机构获知或者发现药品群体不良事件后：应当立即通过电话或者传真等方式报所在地的县级药品监督管理部门、卫生健康主管部门和药品不良反应监测机构。

［记忆口诀］严重15，群体立即，一般30。

第三章　药品研制和生产管理

第一节　药品研制与注册管理

一、药物非临床研究质量管理规范（GLP）

1. 非临床安全性评价研究	非临床安全性评价研究，指为评价药物安全性，在实验室条件下用实验系统进行的试验，初步目的是通过毒理学试验对受试物的毒性反应进行暴露，在非临床试验中提示受试物的安全性
2. 药物非临床研究质量管理规范	①规范适用于为申请药品注册而进行的药物非临床安全性评价研究 ②中药创新药处方来源于古代经典名方或者中医临床经验方，如处方组成、临床定位等与既往临床应用基本一致，采用与临床使用药物基本一致的传统工艺，且可通过人用经验初步确定功能主治、适用人群等的，可不开展非临床有效性研究
3. 药物非临床研究质量管理规范认证管理	①GLP认证。在中华人民共和国境内拟开展用于药品注册申请的药物非临床安全性评价研究的机构，应当申请GLP认证 ②管理部门。国家药品监督管理局食品药品审核查验中心负责开展GLP认证相关资料审查、现场检查、综合评定等工作。省级药品监督管理部门负责本行政区域内药物非临床安全性评价研究机构的日常监督管理工作 ③GLP机构。申请机构可以根据本机构的研究条件，申请单个或者多个试验项目的GLP认证。申请GLP认证前，每个试验项目应当完成至少一项研究工作。符合GLP要求的，国家药品监督管理局予以批准，发给药物GLP认证证书。GLP证书有效期为5年。GLP机构主动申请或经检查发现部分试验项目不具备研究条件、能力，需核减相应试验项目的，国家药品监督管理局重新核发GLP证书，证书有效期不变。GLP机构应当在证书有效期届满前6个月，提出延续申请

二、药物临床试验的分期

分期	临床试验阶段	试验目的
Ⅰ期临床试验	初步的临床药理学及人体安全性评价试验	观察人体对于新药的耐受程度和药代动力学，为制定给药方案提供依据
Ⅱ期临床试验	治疗作用初步评价阶段	初步评价药物对目标适应症患者的治疗作用和安全性，也包括为Ⅲ期临床试验研究设计和给药剂量方案的确定提供依据
Ⅲ期临床试验	治疗作用确证阶段	进一步验证药物对目标适应症患者的治疗作用和安全性，评价利益与风险关系，最终为药物注册申请的审查提供充分的依据
Ⅳ期临床试验	新药上市后应用研究阶段	考察在广泛使用条件下的药物的疗效和不良反应，评价在普通或者特殊人群中使用的利益与风险关系以及改进给药剂量等

三、药物临床试验管理

1. 药物临床试验质量管理规范（GCP）	用于申请药品注册的临床试验，必备文件应当至少保存至试验药物被批准上市后 5 年
2. 药物临床试验机构管理	①药物临床试验应当在具备相应条件并按规定备案的药物临床试验机构开展。仅开展与药物临床试验相关的生物样本等分析的机构，无需备案 ②新药Ⅰ期临床试验或者临床风险较高需要临床密切监测的药物临床试验，应当由三级医疗机构实施
3. 国际多中心药物临床试验管理	国际多中心药物临床试验数据用于在我国申报药品注册的，申办者在我国计划和实施国际多中心药物临床试验时，应当遵守我国法律法规，还应同时满足相应国家的法律法规要求

续表

4. 临床试验用药品（包括试验药物、安慰剂）的管理	①建立质量管理体系。临床试验申请人对临床试验用药品质量承担责任，临床试验用药品制备单位应当基于风险建立质量管理体系 ②药品制备人员资质。临床试验用药品制备的人员应当具有适当的资质并经培训。负责制备和质量管理的人员不得互相兼任 ③药品制备设施设备要求。临床试验用药品制备相关厂房、设施和设备应当符合《药品生产质量管理规范》及相关附录的基本要求 ④原辅料及包装材料要求。临床试验申请人应当建立原辅料及包装材料质量标准，其内容的详细程度应当与药物研发所处阶段相适应，并适时进行再评估和更新。制备单位应当对临床试验用药品制备所用原辅料及包装材料进行相应的检查、检验，合格后方可放行使用 ⑤临床试验用药品档案。临床试验申请人应当制定临床试验用药品制备的处方工艺、操作规程，以及所用原辅料和包装材料、中间产品及成品的质量标准和检验操作规程等文件。临床试验用药品档案至少应当保存至药品退市后 2 年。如药品未获批准上市，应当保存至临床试验终止后或注册申请终止后 2 年 ⑥临床试验用药品质量要求。临床试验用药品制备应当能够确保同一批次产品质量均一。在确定处方工艺后，应当确保临床试验用药品批间质量一致。临床试验用药品在不同的场地进行制备时，应当开展不同场地之间药物质量的可比性研究 ⑦临床试验用药品留样。每批次临床试验用药品均须检验。每批临床试验用药品均应当留样，临床试验用药品的留样期限按照以下情形中较长的时间为准：药品上市许可申请批准后 2 年或临床试验终止后 2 年；该临床试验用药品有效期满后 2 年
5. 可不开展 II 期临床试验的情形	来源于临床实践的中药新药，人用经验能在临床定位、适用人群筛选、疗程探索、剂量探索等方面提供研究、支持证据的

四、药品注册类别

1. 中药注册	按照中药创新药、中药改良型新药、古代经典名方中药复方制剂、同名同方药等进行分类
2. 化学药注册	按照化学药创新药、化学药改良型新药、仿制药等进行分类
3. 生物制品注册	按照生物制品创新药、生物制品改良型新药、已上市生物制品（含生物类似药）等进行分类

五、药品注册管理机构和事权划分

1. 国家局事权	①国家药品监督管理局主管全国药品注册管理工作，制定药品注册管理规范 ②国家药品监督管理局药品审评中心负责药物临床试验申请、药品上市许可申请、补充申请和境外生产药品再注册申请等的审评
2. 省级局事权	负责本行政区域内以下药品注册相关管理工作： ①境内生产药品再注册申请的受理、审查和审批 ②药品上市后变更的备案、报告事项管理 ③组织对药物非临床安全性评价研究机构、药物临床试验机构的日常监管及违法行为的查处

六、药品注册管理的基本制度和要求

1. 药品上市注册制度	申请人在申请药品上市注册前，应当完成药学、药理毒理学和药物临床试验等相关研究工作
2. 药品变更制度	变更原药品注册批准证明文件及其附件所载明的事项或者内容的，申请人按照变更程序提出补充申请、备案或者报告
3. 药品再注册制度	药品注册证书有效期为5年，期满前6个月申请药品再注册
4. 加快上市注册制度	申请人可以申请适用突破性治疗药物、附条件批准、优先审评审批及特别审批程序

续表

5. 关联审评审批制度	国家药品监督管理局建立化学原料药、辅料及直接接触药品的包装材料和容器关联审评审批制度,在审批药品制剂时,对化学原料药一并审评审批,对相关辅料、直接接触药品的包装材料和容器一并审评
6. 非处方药注册和转换制度	处方药和非处方药实行分类注册和转换管理
7. 沟通交流制度	申请人在药物临床试验申请前、药物临床试验过程中以及药品上市许可申请前等关键阶段,可以就重大问题与药品审评中心等专业技术机构进行沟通交流
8. 专家咨询制度	在审评、核查、检验、通用名称核准等过程中就重大问题听取专家意见
9. 化学药品目录集	建立收载新批准上市以及通过仿制药质量和疗效一致性评价的化学药品目录集
10. 电子申报制度	国家药品监督管理局决定药品注册申请申报资料实施电子形式提交

七、药品上市注册

(一) 新药临床试验审批管理

1. 药物临床试验申请	①申请人完成支持药物临床试验的药学、药理毒理学等研究后,提出药物临床试验申请的,应当按照申报资料要求提交相关研究资料 ②药品审评中心应当组织人员对已受理的药物临床试验申请进行审评,决定是否同意开展药物临床试验
2. 新的药物临床试验申请	①获准开展药物临床试验的药物拟增加适应症(或者功能主治)以及增加与其他药物联合用药的,申请人应当提出新的药物临床试验申请,经批准后方可开展新的药物临床试验 ②获准上市的药品增加适应症(或者功能主治)需要开展药物临床试验的,应当提出新的药物临床试验申请
3. 提交安全性更新报告	申办者应当定期在药品审评中心网站提交研发期间安全性更新报告
4. 生物等效性试验备案	申请人拟开展生物等效性试验的,应当按照要求在药品审评中心网站完成生物等效性试验备案后,按照备案的方案开展相关研究工作

（二）药品上市许可

1. 基本程序和要求	①申请人在完成支持药品上市注册的药学、药理毒理学和药物临床试验等研究，确定质量标准，完成商业规模生产工艺验证，并做好接受药品注册核查检验的准备后，提出药品上市许可申请。申请药品上市许可时，申请人和生产企业应当取得相应的药品生产许可证 ②药品审评中心对药品的安全性、有效性和质量可控性等进行综合审评，非处方药还应当转药品评价中心进行非处方药适宜性审查。综合审评结论通过的，国家药品监督管理局批准药品上市，发给药品注册证书
2. 药品注册核查	为核实申报资料的真实性、一致性以及药品上市商业化生产条件，检查药品研制的合规性、数据可靠性等，对研制现场和生产现场开展的核查活动，以及必要时对药品注册申请所涉及的化学原料药、辅料及直接接触药品的包装材料和容器生产企业、供应商或者其他受托机构开展的延伸检查活动
3. 药品注册检验	①药品注册检验，包括标准复核和样品检验。与国家药品标准收载的同品种药品使用的检验项目和检验方法一致的，可以不进行标准复核，只进行样品检验。其他情形应当进行标准复核和样品检验 ②中国食品药品检定研究院或者经国家药品监督管理局指定的药品检验机构承担创新药、改良型新药（中药除外）、生物制品、放射性药品和按照药品管理的体外诊断试剂，及国家药品监督管理局规定的其他药品的注册检验

八、加快药品上市的注册程序

1. 突破性治疗药物程序	药物临床试验期间，用于防治严重危及生命或者严重影响生存质量的疾病，且尚无有效防治手段或者与现有治疗手段相比有足够证据表明具有明显临床优势的创新药或者改良型新药等

2. 附条件批准程序	药物临床试验期间，符合以下情形的药品，可以申请附条件批准： ①治疗严重危及生命且尚无有效治疗手段的疾病的药品，药物临床试验已有数据证实疗效并能预测其临床价值的 ②公共卫生方面急需的药品，药物临床试验已有数据显示疗效并能预测其临床价值的 ③应对重大突发公共卫生事件急需的疫苗或者国家卫生健康委员会认定急需的其他疫苗，经评估获益大于风险的 ④对治疗严重危及生命且尚无有效治疗手段的疾病以及国务院卫生健康或者中医药主管部门认定急需的中药，药物临床试验已有数据或者高质量中药人用经验证据显示疗效并能预测其临床价值的
	申请附条件批准的，申请人应当就附条件批准上市的条件和上市后继续完成的研究工作等。对附条件批准的药品，持有人应当在药品上市后采取相应的风险管理措施，并在规定期限内按照要求完成药物临床试验等相关研究，以补充申请方式申报。对批准疫苗注册申请时提出进一步研究要求的，疫苗持有人应当在规定期限内完成研究
3. 优先审评审批程序	药品上市许可申请时，以下具有明显临床价值的药品，可以申请适用进入优先审评审批程序： ①临床急需的短缺药品、防治重大传染病和罕见病等疾病的创新药和改良型新药 ②符合儿童生理特征的儿童用药新品种、剂型和规格 ③疾病预防、控制急需的疫苗和创新疫苗 ④纳入突破性治疗药物程序的药品 ⑤符合附条件批准的药品
	对临床定位清晰且具有明显临床价值的以下情形中药新药等的注册申请实行优先审评审批： ①用于重大疾病、新发突发传染病、罕见病防治 ②临床急需而市场短缺 ③儿童用药 ④新发现的药材及其制剂，或者药材新的药用部位及其制剂 ⑤药用物质基础清楚、作用机理基本明确

续表

4. 特别审批程序	可以根据疾病防控的特定需要，限定其在一定期限和范围内使用 ①在发生突发公共卫生事件的威胁时以及突发公共卫生事件发生后，国家药品监督管理局可以依法决定对突发公共卫生事件应急所需防治药品实行特别审批 ②国务院卫生健康或者中医药主管部门认定急需的中药，可应用人用经验证据直接按照特别审批程序申请开展临床试验或者上市许可或者增加功能主治

九、药品批准证明文件

药品批准文号	格式	字母含义	有效期	审批部门
1. 境内生产药品	国药准字 H（Z、S）＋4位年号＋4位顺序号	H：化学药品 Z：中药 S：生物制品	有效期为5年，有效期届满前6个月申请再注册	①国家药品监督管理局 ②境内药品再注册由省级药监部门审批，境外药品再注册由药品审评中心审批
2. 港、澳、台地区生产药品	国药准字 H（Z、S）C＋四位年号＋四位顺序号			
3. 境外生产药品	国药准字 H（Z、S）J＋四位年号＋四位顺序号			

十、药品专利期补偿制度

1. 专利保护期限	发明专利权的期限为20年，实用新型专利权的期限为10年，外观设计专利权的期限为15年，均自申请日起计算
2. 药品专利期补偿申请	自发明专利申请日起满4年，且自实质审查请求之日起满3年后授予发明专利权的，国务院专利行政部门应专利权人的请求，就发明专利在授权过程中的不合理延迟给予专利权期限补偿，但由申请人引起的不合理延迟除外
3. 药品专利期补偿期限	对在中国获得上市许可的新药相关发明专利，国务院专利行政部门给予补偿期限不超过5年，新药批准上市后总有效专利权期限不超过14年

十一、药品注册中的专利纠纷早期解决机制

1. 药品专利纠纷早期解决机制目的	旨在为当事人在相关药品上市审评审批环节提供相关专利纠纷解决的机制，保护药品专利权人合法权益，降低仿制药上市后专利侵权风险
2. 药品专利申明	①化学仿制药申请人提交药品上市许可申请时，应当对照已在中国上市药品专利信息登记平台公开的专利信息，针对被仿制药每一件相关的药品专利作出声明 ②已在平台登记并公开的相关专利信息作为化学仿制药、中药同名同方药、生物类似药上市注册申请人作出专利声明的依据
3. 药品专利纠纷早期解决机制	①专利权人或者利害关系人对相关专利声明有异议的，可以就申请上市药品的相关技术方案是否落入相关专利权保护范围向人民法院提起诉讼或者向国务院专利行政部门请求行政裁决 ②如果当事人选择向国务院专利行政部门请求行政裁决，对行政裁决不服又向人民法院提起行政诉讼，9个月的等待期并不延长 ③专利权人或者利害关系人未在规定期限内提起诉讼或者请求行政裁决的，仿制药申请人可以按相关规定提起诉讼或者请求行政裁决，以确认其相关药品技术方案不落入相关专利权保护范围
4. 市场独占期	对首个挑战专利成功并首个获批上市的化学仿制药，给予市场独占期。国务院药品监督管理部门在该药品获批之日起12个月内不再批准同品种仿制药上市，共同挑战专利成功的除外。市场独占期不超过被挑战药品的原专利权期限

十二、仿制药注册要求和一致性评价

1. 仿制药分类	一是仿制境外已上市境内未上市原研药品，二是仿制境内已上市原研药品
2. 仿制药注册要求	①仿制药要求与原研药品具有相同的活性成分、剂型、规格、适应症、给药途径和用法用量，不强调处方工艺与原研药品一致，但强调仿制药品必须与原研药品质量和疗效一致 ②如果已上市药品的原研药品无法追溯或者原研药品已经撤市的，提出仿制药申请，应按照新药的要求开展相关研究

续表

3. 仿制药质量一致性评价要求	①对已经批准上市的仿制药，分期分批进行质量一致性评价。在质量一致性评价工作中，需改变已批准工艺的，提出补充申请，设立绿色通道，加快审评审批 ②参比制剂由国家药品监督管理局征询专家意见后确定，可以选择原研药品，也可以选择国际公认的同种药品。无参比制剂的，由药品生产企业进行临床有效性试验 ③对于已上市的化学药品注射剂仿制药，未按照与原研药品质量和疗效一致原则审批的品种均需开展一致性评价。药品上市许可持有人应当依据国家药品监督管理局发布的《仿制药参比制剂目录》选择参比制剂 ④化学药品新注册分类实施前批准上市的含基本药物品种在内的仿制药，自首家品种通过一致性评价后，其他药品生产企业的相同品种原则上应在3年内完成一致性评价
4. 仿制药临床试验要求	①仿制药、按照药品管理的体外诊断试剂以及其他符合条件的情形，符合豁免药物临床试验条件的，申请人可以直接提出药品上市许可申请 ②仿制药生物等效性试验由审批制改为备案制
5. 仿制药管理措施	①在规定期限内未通过质量一致性评价的仿制药，不予再注册；通过质量一致性评价的，允许其在说明书和标签上予以标注 ②对同品种药品通过一致性评价的药品生产企业达到3家以上的，在药品集中采购等方面，原则上不再选用未通过一致性评价的品种

十三、原料药、辅料和包装材料的关联审评审批

1. 质量	原辅包的使用必须符合药用要求
2. 信息登记	①境内原辅包供应商作为原辅包登记人应当对所持有的产品自行登记 ②境外原辅包供应商可由常驻中国代表机构或委托中国代理机构进行登记，登记资料应当为中文，境外原辅包供应商和代理机构共同对登记资料的真实性和完整性负责 ③药品制剂注册申请人申报药品注册申请时，需提供原辅包登记号和原辅包登记人的使用授权书

续表

3. 质量责任	药品制剂注册申请人或药品上市许可持有人对药品质量承担主体责任
4. 登记资料	原辅包登记人按照登记资料技术要求在平台登记，获得登记号。原料药在登记前应取得相应生产范围的《药品生产许可证》
5. 信息关联	①药品制剂注册申请与已登记原辅包进行关联，药品制剂获得批准时，即表明其关联的原辅包通过了技术审评，登记平台标识为"A"；未通过技术审评或尚未与制剂注册进行关联的标识为"I" ②仿制或进口境内已上市药品制剂所用的原料药，原料药登记人登记后，可进行单独审评审批
6. 免登记产品	已在食品、药品中长期使用且安全性得到认可的药用辅料可不进行登记
7. 信息公示及证明文件使用	①药品制剂申请人提出药品注册申请，可以直接选用已登记的原辅包；选用未登记的原辅包的，相关研究资料应当随药品制剂注册申请一并申报 ②化学原料药实施审批制，其登记注册属于行政许可事项。化学原料药登记后，经关联审评或单独审评通过的，发给化学原料药上市申请批准通知书及核准后的生产工艺、质量标准和标签，该批准通知书与原核发的化学原料药药品注册批件均为化学原料药上市申请批准证明文件。原料药标识为"A"的，表明原料药已通过审评审批 ③未进行平台登记而与药品制剂注册申报资料一并提交研究资料的原料药，监管部门在药品制剂批准证明文件中标注原料药相关信息，可用于办理原料药GMP检查、进口通关等
8. 原辅包的监督管理	各省（区、市）药品监督管理局对登记状态标识为"A"的原料药，按照药品进行上市后管理，开展药品GMP检查

十四、非处方药目录遴选和转换

1. 非处方药遴选原则	①应用安全 ②疗效确切 ③质量稳定 ④使用方便

续表

2. 处方药转换为非处方药申请范围不包括	①用于急救和其他患者不宜自我治疗疾病的药品 ②消费者不便自我使用的药物剂型 ③用药期间需要专业人员进行医学监护和指导的药品 ④需要在特殊条件下保存的药品 ⑤作用于全身的抗菌药、激素（含所具有终止妊娠作用的激素类药品，部分避孕药除外） ⑥含毒性中药材，且不能证明其安全性的药品 ⑦原料药、药用辅料、中药材、饮片 ⑧疫血麻精毒放以及其他特殊管理的药品 ⑨其他不符合非处方药要求的药品
3. 不应作为乙类非处方药的药品	①儿童用药（有儿童用法用量的均包括在内，维生素、矿物质类除外） ②化学药品含抗菌药物、激素等成分的 ③中成药含毒性药材（包括大毒和有毒）和重金属的口服制剂、含大毒药材的外用制剂 ④严重不良反应发生率达万分之一以上 ⑤中成药组方中包括无国家或省级药品标准药材的（药食同源的除外） ⑥中西药复方制剂 ⑦辅助用药
4. 处方药转换为非处方药	清咽颗粒、固胃合剂、清热解毒片、阿胶当归胶囊和芪参补气胶囊等药品由处方药转换为非处方药
5. 非处方药转换为处方药	国家药品监督管理局将氢溴酸右美沙芬口服单方制剂由非处方药转换为处方药，按处方药管理

十五、境外生产药品分包装备案管理

1. 适用范围	①境外生产药品分包装是指药品已在境外完成最终制剂生产过程，在境内由大包装规格改为小包装规格，或者对已完成内包装的药品进行外包装、放置说明书、粘贴标签等 ②申请分包装的境外生产药品应已取得药品注册证书
2. 备案程序	申请境外生产药品分包装及其变更的，由药品上市许可持有人指定中国境内的企业法人报国家药品监督管理局药品审评中心备案

续表

3. 备案要求	①同一药品上市许可持有人的同一品种应当由一个药品生产企业分包装，分包装的期限不得超过药品注册证书的有效期 ②除片剂、胶囊剂外，境外生产药品分包装的其他剂型应当已完成内包装。药品分包装的药品生产企业应当持有《药品生产许可证》，且应当符合药品生产质量管理规范要求 ③境外生产的裸片、裸胶囊申请在境内分包装的，分包装的药品生产企业还应当持有相应剂型的《药品生产许可证》 ④分包装药品使用的直接接触药品包装材料和容器的来源和材质应与已获准上市药品一致。属于重大或中等变更的，完成审批或备案后，方可进行药品分包装申请 ⑤分包装的药品应执行已批准的药品注册标准；说明书和标签应与已批准的说明书和标签一致，同时标注分包装的药品生产企业相关信息

十六、药品上市后变更管理要求

1. 审批类变更	持有人以补充申请方式申报，国家药品监督管理局批准后实施： ①药品生产过程中的重大变更 ②药品说明书中涉及有效性内容以及增加安全性风险的其他内容的变更 ③持有人转让药品上市许可 ④国家药品监督管理局规定需要审批的其他变更
2. 备案类变更	(1) 持有人报所在地省级药监部门备案 ①药品生产过程中的中等变更 ②药品包装标签内容的变更 ③药品分包装 ④国家药品监督管理局规定需要备案的其他变更 (2) 境外生产药品发生上述变更的，应当在变更实施前报药品审评中心备案
3. 报告类变更	持有人在年度报告中报告： ①药品生产过程中的微小变更 ②国家药品监督管理局规定需要报告的其他变更

十七、药品再注册

再注册申请	审批部门
1. 境内生产药品	省级药监部门
2. 境外生产药品	药品审评中心
3. 境内生产化学原料药	省级药监部门
4. 境外生产化学原料药	药品审评中心

十八、药品再注册管理

1. 境内生产药品和化学原料药	药品再注册申请中不能同时申请药品上市后变更事项。如需要变更的，应当按照药品上市后变更管理的要求另行申报补充申请、备案或者报告
2. 境外生产药品	①境外生产药品再注册申请中原则上不能同时申请其他补充申请事项。如需要申请的，可单独申请，审评时根据需要关联审评或分别进行审评 ②为解决进口境外生产药品再注册期间临床用药急需问题，保证境外生产药品尤其是临床急需品种和危重疾病治疗所需品种的临床用药，境外生产药品再注册期间可以申请临时进口和分包装 ③境外生产药品分包装用大包装规格可以申请再注册，但必须与原小包装产品的再注册申请同时申报

第二节　药品上市许可持有人制度

一、药品上市许可持有人基本要求

1. 界定	①药品上市许可持有人是指取得药品注册证书的企业或者药品研制机构等 ②申请人为境外企业等的，应当指定中国境内的企业法人办理相关药品注册事项
2. 资质和能力要求	①药品上市许可持有人是药品安全的第一责任人 ②药品上市许可持有人应当具备保障药品安全性、有效性和质量可控性的质量管理、风险防控和责任赔偿等能力

二、药品上市许可持有人的义务

1. 药品全生命周期管理责任	①药品上市许可持有人对药品的非临床研究、临床试验、生产经营、上市后研究、不良反应监测及报告与处理等药品全生命周期承担管理责任 ②药品上市许可持有人的法定代表人、主要负责人对药品质量全面负责
2. 建立质量保证体系并定期审核	①药品上市许可持有人应当建立覆盖药品生产全过程的质量管理体系。药品上市许可持有人应当定期审核受托药品生产企业、药品经营企业的质量管理体系。药品上市许可持有人应当对原料、辅料、直接接触药品的包装材料和容器等供应商进行审核 ②药品上市许可持有人应当独立设置质量管理部门，履行全过程质量管理职责，参与所有与质量有关的活动，负责审核所有与质量管理有关的文件
3. 建立药品上市放行规程并严格执行	药品上市许可持有人应当建立药品上市放行规程，对药品生产企业出厂放行的药品进行审核，经质量受权人签字后方可放行
4. 建立并实施药品追溯制度	药品上市许可持有人应建立并实施药品追溯制度，按照规定提供追溯信息
5. 建立并实施年度报告制度	药品上市许可持有人应当建立年度报告制度。企业负责人应当指定专门机构或者人员负责年度报告工作，向所在地省级药品监督管理部门报告
6. 建立并实施培训管理制度	药品上市许可持有人应当建立培训管理制度，对从事药品研发管理、生产管理、质量管理、销售管理、药物警戒、上市后研究的所有人员开展上岗前培训和继续培训
7. 中药饮片生产企业履行药品上市许可持有人的相关义务	中药饮片生产企业对中药饮片生产、销售实行全过程管理，建立中药饮片追溯体系
8. 境外药品上市许可持有人的相关义务	药品上市许可持有人为境外企业的，由其指定的在中国境内的企业法人履行药品上市许可持有人义务，与药品上市许可持有人承担连带责任

续表

9. 药品上市后研究	①药品上市许可持有人应当制定药品上市后风险管理计划，主动开展药品上市后研究，对药品的安全性、有效性和质量可控性进行进一步确证，加强对已上市药品的持续管理 ②对附条件批准的药品，药品上市许可持有人应当采取相应风险管理措施，并在规定期限内按照要求完成相关研究 ③经评价，对疗效不确切、不良反应大或者因其他原因危害人体健康的药品，应当注销药品注册证书 ④国家药品监督管理局停止酚酞片和酚酞含片在我国的生产、销售和使用，注销药品注册证书
10. 药物警戒管理	药品上市许可持有人应当开展药品上市后不良反应监测，主动收集、跟踪分析疑似药品不良反应信息，对已识别风险的药品及时采取风险控制措施
11. 具备责任赔偿能力	药品上市许可持有人应当具备法律要求的责任赔偿能力，建立责任赔偿的相关管理程序和制度，实行赔偿首负责任制
12. 配合监督管理	药品上市许可持有人应当配合药品监督管理部门的监督检查和抽查检验，并配合对相关方的延伸检查

三、药品上市许可持有人的权利

1. 依法自行生产或委托生产药品	①药品上市许可持有人自行生产药品的，应取得药品生产许可证 ②委托生产的，与符合条件的药品生产企业签订委托协议和质量协议，向药品上市许可持有人所在地省级药监部门申请办理药品生产许可证，并严格履行协议约定的义务 ③血液制品、麻醉药品、精神药品、医疗用毒性药品、药品类易制毒化学品不得委托生产
2. 依法自行销售或委托销售药品	①药品上市许可持有人可以自行销售其取得药品注册证书的药品，也可以委托药品经营企业销售 ②委托销售的，应当委托符合条件的药品经营企业。药品上市许可持有人和受托经营企业应当签订委托协议，并严格履行协议约定的义务 ③药品上市许可持有人从事药品零售活动的，应当取得《药品经营许可证》

续表

3. 依法委托储存、运输药品	药品上市许可持有人委托储存、运输药品的，与其签订委托协议，约定药品质量责任、操作规程等内容，并对受托方进行监督
4. 依法转让药品上市许可	①经国家药品监督管理局批准，药品上市许可持有人可以转让药品上市许可 ②受让方应当具备保障药品安全性、有效性和质量可控性的质量管理、风险防控和责任赔偿等能力，履行药品上市许可持有人义务

四、境外药品上市许可持有人指定境内责任人的管理

1. 管理部门	①国家药监局负责指导省级药品监督管理部门开展对境内责任人的监督管理 ②省级药品监督管理部门负责本行政区域内境内责任人的监督管理
2. 时间要求	境外持有人应当在药品首次进口销售前，通过国家药品业务应用系统向所在地省级药品监督管理部门报告其指定的境内责任人
3. 品种要求	①对于在中国境内上市的单一药品品种，境外持有人应当为其指定唯一的中国境内责任人，履行药品上市许可持有人义务 ②同一中国境内责任人可以接受不同境外持有人、不同进口药品品种的指定 ③境内责任人名称、地址、联系方式应当在药品说明书中列出
4. 监管要求	①进口药品首次办理进口备案时，口岸药品监督管理局应当查验进口药品说明书是否载明境内责任人信息 ②省级药品监督管理部门应当依照法律、法规对本行政区域内境内责任人履行境外持有人义务从事药品相关的活动开展监督检查

第三节 药品生产管理

一、药品生产许可

1. 从事药品生产应当符合的条件	①有依法经过资格认定的药学技术人员、工程技术人员及相应的技术工人，法定代表人、企业负责人、生产管理负责人、质量管理负责人、质量受权人及其他相关人员符合规定的条件 ②有与药品生产相适应的厂房、设施、设备和卫生环境 ③有能对所生产药品进行质量管理和质量检验的机构、人员 ④有能对所生产药品进行质量管理和质量检验的必要的仪器设备 ⑤有保证药品质量的规章制度，并符合药品生产质量管理规范要求
2. 从事疫苗生产活动的，还应当具备的条件	①具备适度规模和足够的产能储备 ②具有保证生物安全的制度和设施、设备 ③符合疾病预防、控制需要
3. 委托他人生产制剂的药品上市许可持有人，应当具备的条件	①有依法经过资格认定的药学技术人员、工程技术人员及相应的技术工人，法定代表人、企业负责人、生产管理负责人、质量管理负责人、质量受权人及其他相关人员符合《药品管理法》《疫苗管理法》规定的条件 ②有能对所生产药品进行质量管理和质量检验的机构、人员 ③有保证药品质量的规章制度，并符合药品生产质量管理规范要求

二、药品生产许可的申请和审批

从事药品生产活动（包括制剂生产、原料药生产和中药饮片生产），应当经所在地省级药品监督管理部门批准，依照规定取得《药品生产许可证》。无《药品生产许可证》的，不得生产药品。

三、《药品生产许可证》管理

1. 载明事项	①《药品生产许可证》有效期为 5 年，分为正本和副本。许可证载明事项分为许可事项和登记事项。许可事项是指生产地址和生产范围等 ②企业变更名称等许可证项目以及重新发证，原药品生产许可证编号不变。《药品生产许可证》分类码，A 代表自行生产的药品上市许可持有人、B 代表委托生产的药品上市许可持有人、C 代表接受委托的药品生产企业、D 代表原料药生产企业
2. 变更	①变更药品生产许可证许可事项的，向原发证机关提出药品生产许可证变更申请，在药品生产许可证副本中载明变更情况 ②重新核发药品生产许可证正本，变更后的许可证终止期限不变
3. 换发	有效期满前 6 个月，向原发证机关申请重新发放药品生产许可证
4. 注销	有下列情形之一的，药品生产许可证由原发证机关注销 ①主动申请注销药品生产许可证 ②药品生产许可证有效期届满未重新发证 ③营业执照依法被吊销或者注销 ④药品生产许可证依法被吊销或者撤销
5. 补发	药品生产许可证遗失的，药品上市许可持有人、药品生产企业应当向原发证机关申请补发，原发证机关按照原核准事项 10 日内补发药品生产许可证。许可证编号、有效期等与原许可证一致

四、药品委托生产管理

委托生产药品的管理	①受托方不得将接受委托生产的药品再次委托第三方生产 ②经批准或者通过关联审评审批的原料药应当自行生产，不得再行委托他人生产 ③持有人依法对药品研制、生产、经营、使用全过程中药品的安全性、有效性、质量可控性负责。持有人负责委托生产药品的上市放行 ④受托方应当严格执行质量协议，确保委托生产药品遵守 GMP，按照国家药品标准和经药监部门核准的注册标准和生产工艺进行生产，负责委托生产药品的出厂放行

五、药品生产质量管理规范（药品 GMP）的要求

1. 药品生产质量管理规范总体要求	①取消药品 GMP 认证并不等于取消药品 GMP 的执行，而是要求保证药品生产全过程持续符合和遵守药品 GMP，药品生产质量管理规范现场检查相关内容合并到生产许可证核发环节 ②药品 GMP 是药品生产管理和质量控制的基本要求，旨在最大限度地降低药品生产过程中污染、交叉污染以及混淆、差错等风险，确保持续稳定地生产出符合预定用途和注册要求的药品
2. 上市前的药品生产质量管理规范符合性检查	①对于创新药、改良型新药以及生物制品等，应当进行药品注册生产现场核查和上市前药品 GMP 检查 ②拟生产药品需要进行药品注册现场核查的，国家药品监督管理局药品审评中心通知核查中心，核查中心协调相关省级药监部门，同步开展药品注册现场核查和上市前的药品生产质量管理规范符合性检查

六、药品包装管理

1. 药品包装的分类	①内包装：系指直接与药品接触的包装（也叫做"药包材"） ②外包装：系指内包装以外的包装，按由里向外分为中包装和大包装 ③最小销售单元包装，按照规定印有或贴有标签并附有说明书
2. 药品包装的要求	①发运中药材应当有包装，应当注明品名、产地、日期、供货单位，并附有质量合格的标志 ②凡封签、标签、包装容器等有破损的，不得出厂和销售
3. 药品包装的作用	需冷冻、冷藏的药品包装上应当附有传感器和记录仪，全过程记录药品储存温度

七、药品生产监督管理机构和事权划分

1. 国家药品监督管理局事权	①国家药品监督管理局药品核查中心组织制定药品检查技术规范和文件，承担境外检查以及组织疫苗巡查等 ②国家药品监督管理局信息中心负责药品追溯协同服务平台、药品安全信用档案建设和管理，对药品生产场地进行统一编码

续表

2. 省级药品监督管理部门事权	省（区、市）药品监督管理部门负责本行政区域内的药品生产监督管理，承担药品生产环节的许可、检查和处罚等工作

八、药品生产管理

1. 合规要求	①从事药品生产活动，应当遵守药品生产质量管理规范，按照国家药品标准、经药品监督管理部门核准的药品注册标准和生产工艺进行生产，保证药品生产全过程持续符合法定要求。生产、检验等记录应当完整准确 ②疫苗上市许可持有人应当具备生产出符合注册要求疫苗的能力，超出疫苗生产能力确需委托生产的，应当经国家药品监督管理局批准
2. 药品上市许可持有人的法定代表人、主要负责人职责	①配备专门质量负责人独立负责药品质量管理 ②配备专门质量受权人独立履行药品上市放行责任 ③监督质量管理体系正常运行 ④对药品生产企业、供应商等相关方与药品生产相关的活动定期开展质量体系审核，保证持续合规 ⑤对委托经营企业进行质量评估，与使用单位等进行信息沟通
3. 药品生产企业的法定代表人、主要负责人职责	①配备专门质量负责人独立负责药品质量管理，监督质量管理规范执行，确保适当的生产过程控制和质量控制，保证药品符合国家药品标准和药品注册标准 ②配备专门质量受权人履行药品出厂放行责任 ③监督质量管理体系正常运行，保证药品生产过程控制、质量控制以及记录和数据真实性
4. 人员健康管理	药品上市许可持有人、药品生产企业应当每年对直接接触药品的工作人员进行健康检查并建立健康档案
5. 药品出厂放行和上市放行管理	①药品上市许可持有人应当建立药品质量保证体系，履行药品上市放行责任，对其取得药品注册证书的药品质量负责。药品上市许可持有人对药品生产企业出厂放行的药品检验结果和放行文件进行审核，经质量受权人签字后方可上市放行 ②药品生产企业应当建立药品出厂放行规程，经质量受权人签字后方可出厂放行

续表

6. 年度报告管理	①药品上市许可持有人应当建立年度报告制度，按照规定每年向省（区、市）药品监督管理部门报告药品生产销售、上市后研究、风险管理等情况 ②疫苗上市许可持有人应当按照规定向国家药品监督管理局进行年度报告
7. 变更管理	①药品上市许可持有人、药品生产企业的质量管理体系相关的组织机构、企业负责人、生产负责人、质量负责人、质量受权人发生变更的，应当自发生变更之日起30日内，完成登记手续 ②疫苗上市许可持有人应当自发生变更之日起15日内，向所在地省（区、市）药品监督管理部门报告生产负责人、质量负责人、质量受权人等关键岗位人员的变更情况
8. 境外生产场地管理	药品上市许可持有人的生产场地在境外的，应当按照《药品管理法》与《药品生产监督管理办法》规定组织生产，配合境外检查工作

九、短缺药品报告制度

1. 制定短缺药品清单	国家卫生健康委会同国家短缺药品供应保障工作会商联动机制各成员单位，制定《国家短缺药品清单》和《国家临床必需易短缺药品重点监测清单》
2. 报告制度	①列入国家实施停产报告的短缺药品清单的药品，药品上市许可持有人停止生产的，应当在计划停产实施6个月前向所在地省（区、市）药品监督管理部门报告；发生非预期停产的，在3日内报告所在地省级药品监督管理部门；必要时，向国家药品监督管理局报告 ②药品监督管理部门接到报告后，应当及时通报同级短缺药品供应保障工作会商联动机制牵头单位 ③药品上市许可持有人负责填报短缺药品生产供应及停产报告信息，并在线提交至持有人所在地省级药品监督管理部门

十、药品生产监督检查

1. 日常监督管理	持有人所在地省级药品监管部门负责对持有人的日常监管和委托生产品种的监督检查、抽检,受托生产企业所在地省级药品监管部门负责受托生产企业的日常监管
2. 药品生产监督检查的频次	①对麻醉药品、第一类精神药品、药品类易制毒化学品生产企业每季度检查不少于一次 ②对疫苗、血液制品、放射性药品、医疗用毒性药品、无菌药品等高风险药品生产企业,每年不少于一次药品生产质量管理规范符合性检查 ③对上述产品之外的药品生产企业,每年抽取一定比例开展监督检查,但应当在 3 年内对本行政区域内企业全部进行检查 ④对原料、辅料、直接接触药品的包装材料和容器等供应商、生产企业每年抽取一定比例开展监督检查,5 年内对本行政区域内企业全部进行检查
3. 风险控制措施	①开展药品生产监督检查过程中,发现存在药品质量安全风险的,应当及时向派出单位报告。药品监督管理部门经研判属于重大药品质量安全风险的,应当及时向上一级药品监督管理部门和同级地方人民政府报告 ②发生与药品质量有关的重大安全事件,药品上市许可持有人应当立即采取封存等控制措施,并立即报告所在地省级药品监督管理部门和有关部门,省级药品监督管理部门应当在 24 小时内报告省级人民政府,同时报告国家药品监督管理局

第四节　药品召回管理

一、药品召回与分类

1. 药品召回界定	药品召回是指药品上市许可持有人按照规定的程序收回已上市的、存在质量问题或者其他安全隐患药品,并采取相应措施,及时控制风险、消除隐患的活动 对于有证据证明可能危害人体健康,被依法查封、扣押的药品,不属于召回范围

续表

2. 药品召回分级	一级召回：使用该药品可能或者已经引起严重健康危害的
	二级召回：使用该药品可能或已经引起暂时或者可逆的健康危害的
	三级召回：使用该药品一般不会引起健康危害，但由于其他原因需要收回的
3. 药品召回分类	主动召回：药品上市许可持有人主动收集、记录药品的质量问题、药品不良反应/事件、其他安全风险信息，对可能存在的质量问题或者其他安全隐患进行调查和评估，确定药品存在质量问题或者其他安全隐患的，由该持有人决定并实施的召回
	责令召回：药品监督管理部门经过调查评估，认为药品上市许可持有人应当召回药品而未召回的，或者药品监督管理部门经对持有人主动召回结果审查，认为持有人召回药品不彻底的，责令持有人召回药品
4. 监管职责分工	①省级药品监督管理部门负责本行政区域内药品召回的监督管理工作 ②国家药品监督管理局和省级药品监督管理部门应当按照药品信息公开有关制度，采取有效途径向社会公布存在质量问题或者其他安全隐患的药品信息和召回信息，必要时向同级卫生健康主管部门通报相关信息

二、药品召回的实施与监督管理

1. 持有人的义务	①药品上市许可持有人是控制风险和消除隐患的责任主体，应当建立并完善药品召回制度，收集药品质量和安全的相关信息，对可能存在的质量问题或者其他安全隐患进行调查、评估，及时召回存在质量问题或者其他安全隐患的药品 ②境外生产药品涉及在境内实施召回的，应当由境外药品上市许可持有人指定的在中国境内履行药品上市许可持有人义务的企业法人组织实施

续表

2. 生产、销售与使用单位的义务	①药品生产企业、药品经营企业、药品使用单位应当积极协助对可能存在质量问题或者其他安全隐患的药品进行调查、评估，主动配合履行召回义务，按照召回计划及时传达、反馈药品召回信息，控制和收回存在质量问题或者其他安全隐患的药品 ②药品生产企业、药品经营企业、药品使用单位发现其生产、销售或者使用的药品可能存在质量问题或者其他安全隐患的，应当及时通知药品上市许可持有人，必要时应当暂停生产、放行、销售、使用，并向所在地省级药品监督管理部门报告
3. 召回药品的处理	①召回药品需要销毁的，应当在持有人、药品生产企业或者储存召回药品所在地县级以上药品监督管理部门或者公证机构监督下销毁 ②对通过更换标签、修改并完善说明书、重新外包装等方式能够消除隐患的，或者对不符合药品标准但尚不影响安全性、有效性的中药饮片，且能够通过返工等方式解决该问题的，可以适当处理后再上市 ③药品上市许可持有人对召回药品的处理应当有详细的记录，记录应当保存5年且不得少于药品有效期后1年

三、药品召回的时间规定

事项	一级召回	二级召回	三级召回
1. 持有人作出药品召回决定的，发出召回通知，通知到药品生产企业、药品经营企业、药品使用单位等，同时向所在地省级药品监督管理部门备案的时限	1日内	3日内	7日内
2. 药品上市许可持有人在实施召回过程中，向所在地省级药监部门报告药品召回进展情况的时限	每日	每3日	每7日

📝 **高频考点速记**

1. 对比记忆

（1）Ⅰ期临床试验：初步的临床药理学及人体安全性

评价试验。观察人体对于新药的耐受程度和药代动力学，为制定给药方案提供依据。

（2）Ⅱ期临床试验：治疗作用初步评价阶段。其目的是初步评价药物对目标适应症患者的治疗作用和安全性。

（3）Ⅲ期临床试验：治疗作用确证阶段。其目的是进一步验证药物对目标适应症患者的治疗作用和安全性，评价利益与风险关系。

（4）Ⅳ期临床试验：新药上市后的应用研究阶段。其目的是考察在广泛使用条件下的药物的疗效和不良反应，评价在普通或者特殊人群中使用的利益与风险关系以及改进给药剂量等。

［记忆口诀］Ⅰ期耐受安全评价，Ⅱ期治疗初步评价，Ⅲ期治疗作用确证，Ⅳ期上市后广泛

2. 对比记忆

（1）突破性治疗药物程序

药物临床试验期间，用于防治严重危及生命或者严重影响生存质量的疾病，且尚无有效防治手段或者与现有治疗手段相比有足够证据表明具有明显临床优势的创新药或者改良型新药等。

（2）附条件批准程序

药物临床试验期间，符合以下情形的药品，可以申请附条件批准：①治疗严重危及生命且尚无有效治疗手段的疾病的药品，药物临床试验已有数据证实疗效并能预测其临床价值的；②公共卫生方面急需的药品，药物临床试验已有数据显示疗效并能预测其临床价值的；③应对重大突发公共卫生事件急需的疫苗或者国家卫生健康委员会认定急需的其他疫苗，经评估获益大于风险的。

（3）优先审评审批程序

药品上市许可申请时，以下具有明显临床价值的药品，可以申请适用进入优先审评审批程序：①临床急需的短缺药品、防治重大传染病和罕见病等疾病的创新药和改良型新药；②符合儿童生理特征的儿童用药品新品种、剂型和规格；③疾病预防、控制急需的疫苗和创新疫苗；④纳入突破性治疗药物程序的药品；⑤符合附条件批准的药品；⑥国家药品监督管理局规定其他优先审评审批的情形。

（4）特别审批程序

在发生突发公共卫生事件的威胁时以及突发公共卫生事件发生后，国家药品监督管理局可以依法决定对突发公共卫生事件应急所需防治药品实行特别审批。国务院卫生健康或者中医药主管部门认定急需的中药，可应用人用经验证据直接按照特别审批程序申请开展临床试验或者上市许可或者增加功能主治。

3. 对比记忆

（1）药品批准文号的格式：①境内生产药品：国药准字H（Z、S）＋四位年号＋四位顺序号；②中国香港、澳门和台湾地区生产药品：国药准字H（Z、S）C＋四位年号＋四位顺序号；③境外生产药品：国药准字H（Z、S）J＋四位年号＋四位顺序号。其中，H代表化学药，Z代表中药，S代表生物制品。药品批准文号，不因上市后的注册事项的变更而改变。

（2）药品注册由国家药品监督管理局审批。境内药品再注册由省级药监部门审批，境外药品再注册由药品审评中心审批。

［记忆口诀］注册找国家，境内再注找省，境外再注找审评

4. **仿制药注册要求和一致性评价**：仿制药要求与原研药品具有相同的活性成分、剂型、规格、适应症、给药途径和用法用量，不强调处方工艺与原研药品一致，但强调仿制药品必须与原研药品质量和疗效一致。

5. **药品上市许可持有人界定**：药品上市许可持有人是指取得药品注册证书的企业或者药品研制机构等。

6. **药品上市许可持有人的权利**

（1）**依法自行生产或委托生产药品**：委托生产的，应当具备相应条件，并与符合条件的药品生产企业签订委托协议和质量协议，向药品上市许可持有人所在地省级药品监督管理部门申请办理药品生产许可证。血液制品、麻醉药品、精神药品、医疗用毒性药品、药品类易制毒化学品不得委托生产；但是，国家药品监督管理局另有规定的除外。受托方不得将接受委托生产的药品再次委托第三方生产。经批准或者通过关联审评审批的原料药应当自行生产，不得再行委托他人生产。

（2）**依法自行销售或委托销售药品**：药品上市许可持有人可以自行销售其取得药品注册证书的药品，也可以委托药品经营企业销售。药品上市许可持有人从事药品零售活动的，应当取得药品经营许可证。

（3）**依法委托储存、运输药品**：应当对受托方的质量保证能力和风险管理能力进行评估，与其签订委托协议，并对受托方进行监督。

（4）**依法转让药品上市许可**：经国家药品监督管理局批准，药品上市许可持有人可以转让药品上市许可。

7. **境外药品上市许可持有人指定境内责任人**：对于在中国境内上市的单一药品品种，境外持有人应当为其指定唯一的中国境内责任人，履行药品上市许可持有人义务，同一中国境内责任人可以接受不同境外持有人、不同进口药品品种的指定。

8. 药品生产许可证

（1）从事药品生产活动，应当经所在地省（区、市）药品监督管理部门批准，依照规定取得《药品生产许可证》。

（2）《药品生产许可证》分为正本和副本，有效期为5年，有效期届满前6个月申请换发。

（3）《药品生产许可证》许可事项是指生产地址和生产范围等。变更后的《药品生产许可证》终止期限不变。

（4）《药品生产许可证》分类码是大写字母：A代表自行生产的药品上市许可持有人、B代表委托生产的药品上市许可持有人、C代表接受委托的药品生产企业、D代表原料药生产企业。

9. 对比记忆

（1）主动召回：药品上市许可持有人主动收集、记录药品的质量问题、药品不良反应/事件、其他安全风险信息，对可能存在的质量问题或者其他安全隐患进行调查和评估，确定药品存在质量问题或者其他安全隐患的，由该持有人决定并实施的召回。

（2）责令召回：药品监督管理部门经过调查评估，认为药品上市许可持有人应当召回药品而未召回的，或者药品监督管理部门经对持有人主动召回结果审查，认为持有人召回药品不彻底的，责令持有人召回药品。

10. 对比记忆

（1）一级召回：使用该药品可能或者已经引起严重健康危害。

（2）二级召回：使用该药品可能或者已经引起暂时或

者可逆的健康危害。

（3）三级召回：使用该药品一般不会引起健康危害，但由于其他原因需要收回。

［记忆口诀］一级严重，二级暂时可逆，三级无害他因

11. 药品召回时限

（1）通知召回：持有人作出药品召回决定的，一级召回在 1 日内，二级召回在 3 日内，三级召回在 7 日内，应当发出召回通知，通知到药品生产企业、药品经营企业、药品使用单位等，同时向所在地省级药品监督管理部门备案调查评估报告、召回计划和召回通知。

（2）报告进展：药品上市许可持有人在实施召回过程中，一级召回每日，二级召回每 3 日，三级召回每 7 日，向所在地省级药品监督管理部门报告药品召回进展情况。

［记忆口诀］召回通知报告 137

12. 药品召回的责任主体：药品上市许可持有人是控制风险和消除隐患的责任主体，应当建立并完善药品召回制度，收集药品质量和安全的相关信息，对可能存在的质量问题或者其他安全隐患进行调查、评估，及时召回存在质量问题或者其他安全隐患的药品。

第四章　药品经营管理

第一节　药品经营许可与经营管理

一、从事药品经营活动应具备的条件

	药品批发企业	药品零售连锁企业总部	药品零售企业（含药品零售连锁门店）
1. 审批部门	省级药监部门	省级药监部门	市县级药监部门
2. 开办条件	①有与其经营范围相适应的质量管理机构和人员；企业法定代表人、主要负责人、质量负责人、质量管理部门负责人等符合规定的条件 ②有依法经过资格认定的药师或者其他药学技术人员 ③有与其经营品种和规模相适应的自营仓库（由本企业人员自行运营管理）、营业场所和设施设备，仓库具备实现药品入库、传送等操作的现代物流设施设备	①有与其经营范围相适应的质量管理机构和人员；企业法定代表人、主要负责人、质量负责人、质量管理部门负责人等符合规定的条件 ②有依法经过资格认定的药师或者其他药学技术人员 ③有能够保证药品质量、与其经营品种和规模相适应的仓库、配送场所和设施设备	①经营处方药、甲类非处方药的，应当按规定配备与经营范围和品种相适应的依法经过资格认定的药师或者其他药学技术人员；只经营乙类非处方药的，可以配备经设区的市级药品监督管理部门组织考核合格的药品销售业务人员 ②有与所经营药品相适应的营业场所、设备、陈列、仓储设施以及卫生环境；同时经营其他商品（非药品）的，陈列、仓储设施应当与药品分开设置；在超市等其他场所从事药品零售活动的，应当具有独立的经营区域

续表

	药品批发企业	药品零售连锁企业总部	药品零售企业（含药品零售连锁门店）
2. 开办条件	④有保证药品质量的质量管理制度以及覆盖药品经营、质量控制和追溯全过程的信息管理系统，并符合药品 GSP 要求	④有保证药品质量的质量管理制度以及覆盖药品经营、质量控制和追溯全过程的信息管理系统，并符合药品 GSP 要求	③有与所经营药品相适应的质量管理机构或者人员，企业法定代表人、主要负责人、质量负责人等符合规定的条件 ④有保证药品质量的质量管理制度、符合质量管理与追溯要求的信息管理系统，符合药品 GSP 要求

二、药品经营许可

1. 经营方式	分为药品批发和药品零售
2. 经营类别	①从事药品零售的，先核定经营类别（处方药、甲类非处方药、乙类非处方药），再核定经营范围 ②药品零售连锁门店的经营类别不得超过药品零售连锁总部的经营类别
3. 经营范围（批发）	①药品批发经营范围包括：中药饮片、中成药、化学药，生物制品，体外诊断试剂（药品），麻醉药品、第一类精神药品、第二类精神药品、药品类易制毒化学品、医疗用毒性药品、蛋白同化制剂、肽类激素等 ②其中麻醉药品、第一类精神药品、第二类精神药品、药品类易制毒化学品、医疗用毒性药品、蛋白同化制剂、肽类激素等经营范围的核定，按照国家有关规定执行 ③经营冷藏、冷冻等有特殊管理要求的药品的，应当在经营范围中予以分别标注，如"生物制品（含冷藏、冷冻药品）""化学药（含冷藏药品）" ④药品批发企业取得化学药经营范围的，可以经营化学药原料药

续表

4. 经营范围（零售）	①药品零售（含药品零售连锁总部）经营范围包括：中药饮片、中成药、化学药，第二类精神药品、血液制品、细胞治疗类生物制品及其他生物制品等 ②其中第二类精神药品、血液制品、细胞治疗类生物制品经营范围的核定，按照国家有关规定执行 ③经营冷藏、冷冻药品的，应当在经营范围中予以分别标注，如"其他生物制品（含冷藏药品）""化学药（含冷藏药品）" ④药品零售企业经营罂粟壳中药饮片、毒性中药饮片等，应当在"中药饮片"经营范围中予以单独标注，如"中药饮片（含罂粟壳）""中药饮片（含毒性中药饮片）" ⑤药品零售连锁门店的经营范围不得超过药品零售连锁总部的经营范围 ⑥申请经营血液制品、细胞治疗类生物制品的药品零售企业，应当具备与经营品种相适应的质量保证能力和产品信息化追溯能力。经营细胞治疗类生物制品的药品零售企业还应当具备与指定医疗机构电子处方信息互联互通的条件，配备的执业药师应当具有临床医学、预防医学、免疫学、微生物学等专业本科以上学历，并经过相关产品上市许可持有人培训考核合格
5. 许可证管理规定	①《药品经营许可证》有效期为5年，分为正本和副本 ②药品零售连锁总部的药品经营许可证，应在经营方式下注明"零售（连锁总部）" ③药品经营许可证编号格式为"省份简称＋两位分类代码＋四位地区代码＋五位顺序号"。其中两位分类代码为大写英文字母，第一位A表示批发企业，B表示药品零售连锁总部，C表示零售连锁门店，D表示单体药品零售企业；第二位A表示法人企业，B表示非法人企业

续表

6. 许可证核发	仅从事乙类非处方药零售活动的实施告知承诺制审批
7. 许可证变更	①许可事项变更是指经营地址、经营方式、经营范围、仓库地址（包括原址增减仓库、异地设库和委托储存）的变更 ②药品零售企业被其他药品零售连锁企业总部收购，如实际经营地址、经营范围未发生变化的，按照变更药品经营许可证程序办理 ③药品经营许可证载明事项发生变更的，由发证机关在副本上记录变更的内容和时间，并按照变更后的内容重新核发药品经营许可证正本
8. 许可证延续	①许可证有效期届满需要继续经营药品的，药品经营企业应当在有效期届满前6个月至2个月期间，向发证机关提出重新审查发证申请。重新制发的药品经营许可证，证书编号不变 ②药品经营企业申请药品经营许可证延续的报送时间符合时限要求，发证机关逾期未作出决定的，视为准予许可 ③药品经营企业在许可证有效期届满前2个月内提出重新审查发证申请，许可证有效期已届满但发证机关还未作出决定时，药品经营企业应自觉停止药品经营活动，待发证机关准予许可后，方可恢复药品经营 ④药品批发企业的药品经营许可证有效期届满，如申请重新审查发证原则上应当达到《药品经营和使用质量监督管理办法》的相关要求，并引导药品批发企业通过设施设备升级、资源整合等方式逐步达到现代物流条件
9. 许可证遗失补办	药品经营企业遗失药品经营许可证的，应当向原发证机关申请补发。原发证机关应当及时补发药品经营许可证，补发的药品经营许可证编号和有效期限与原许可证一致，发证日期为补发日期

续表

10. 许可证注销的情形	①企业主动申请注销药品经营许可证的 ②药品经营许可证有效期届满未申请重新审查发证的 ③药品经营许可证依法被撤销、撤回或者药品经营许可证依法被吊销的 ④企业依法终止的 ⑤法律、法规规定的应当注销行政许可的其他情形
11. 许可证申请注销不予注销的情形	药品经营企业申请注销药品经营许可证，存在立案未结案或者行政处罚决定未履行完毕情形的，药品监督管理部门不予注销

三、药品上市许可持有人的经营管理

1. 药品上市许可持有人销售要求	①可以自行销售其取得药品注册证书的药品，也可以委托药品经营企业销售 ②自行批发药品时，无需申领取得药品经营许可证，但需开办药品批发企业的条件（储存、运输药品设施设备除外），销售药品行为严格执行药品 GSP ③销售药品活动中的有关资质材料和销售凭证、记录保存不得少于 5 年，且不少于药品有效期满后 1 年
2. 药品上市许可持有人委托销售	①接受委托销售的药品经营企业，其经营范围应当涵盖所受托经营的药品品种。受托药品经营企业不得再次委托销售 ②药品上市许可持有人开展委托销售、储存、运输活动前，应当向其所在地省级药监部门备案报告；跨省委托销售、储存、运输的，应当同时报告药品经营企业所在地省级药监部门 ③疫苗和中药配方颗粒不得委托销售
3. 放射性药品销售管理	①药品上市许可持有人自行销售其取得药品注册证书的放射性药品，应当符合放射性药品经营企业具备的条件，但无需另行取得《放射性药品经营许可证》 ②委托销售的，受托方应当取得《放射性药品经营许可证》
4. 药品上市许可持有人零售药品	药品上市许可持有人零售药品时，应当具备开办药品零售企业的条件，并依法取得药品经营许可证，零售药品行为严格执行药品 GSP

续表

5. 禁止类行为	①不得为他人违法经营药品提供场所、资质证明文件、票据等条件 ②不得购进假劣原料药品（含假劣中药材、中药饮片）用于药品生产 ③不得生产销售假劣药品（包括以销售为目的的储存、运输、宣传展示等行为），或将非药品冒充药品进行宣传、销售 ④中药饮片生产企业不得以中药材及初加工产品冒充中药饮片销售，非法加工中药饮片 ⑤不得向无合法购药资质的单位或者个人销售药品，尤其是知道或者应当知道他人从事无证经营仍为其提供药品 ⑥不得委托非药品经营企业销售药品或委托不符合药品 GSP 的企业储存运输药品 ⑦不得虚构药品销售流向，篡改计算机系统、温湿度监测系统数据，隐瞒真实药品购销存记录、票据、凭证、数据等，致使药品购销存记录不完整、不真实，经营行为无法追溯 ⑧不得在证、票、账、货、款不能相互对应一致时销售药品 ⑨不得有药品未入库，设立账外账，药品未纳入企业质量体系管理，使用银行个人账户进行业务往来等情形 ⑩不得将麻醉药品、精神药品和含特殊药品复方制剂流入非法渠道，或者进行现金交易 ⑪不得在核准地址以外的场所，或委托不符合药品 GSP 条件的企业储存药品 ⑫不得违反规定对药品储存、运输及进行温湿度监测 ⑬不得未取得药品经营许可证擅自从事药品零售 ⑭不得以展销会、博览会、交易会、订货会、产品宣传会等方式现货销售药品或赠送药品 ⑮不得超出诊疗范围向医疗机构销售药品 ⑯不得不经药品零售连锁总部，直接向药品零售连锁企业门店销售药品 ⑰不得向药品零售企业销售禁止零售的药品 ⑱不得向非连锁药品零售企业销售第二类精神药品 ⑲不得销售药品不开具发票 ⑳可授权派出医药代表从事学术推广、技术咨询等活动，但不得要求其承担药品销售任务（包括价格谈判） ㉑不得向除疾病预防控制机构外的其他任何单位或个人销售疫苗

续表

6. 经营行为	因科学研究、检验检测、慈善捐助、突发公共卫生事件等有特殊购药需求的单位，向所在地设区的市级以上药监部门报告后，可以到指定的药品上市许可持有人或者药品经营企业购买药品

四、药品批发的经营管理

1. 药品经营活动	①购进销售药品活动中的有关资质材料和购进销售凭证、记录保存不得少于5年，且不少于药品有效期满后1年 ②药品批发企业开展委托储存的，应当按变更仓库地址向其所在地省级药监部门申请；跨省委托储存的，还应当经受托企业所在地省级药监部门同意。药品批发企业开展委托运输活动的，应当向其所在地省级药监部门报告；跨省委托运输的，还应当同时报告受托企业所在地省级药监部门 ③跨省设置仓库的，药品批发企业所在地省级药监部门商仓库所在地省级药监部门后，符合要求的，按照变更仓库地址办理。药品批发企业所在地省级药监部门负责对跨省设置仓库的监督管理，仓库所在地省级药监部门负责协助日常监管
2. 禁止类行为	①不得违法回收或参与回收药品，销售回收药品 ②不得为他人违法经营药品提供场所、资质证明文件、票据等条件 ③不得接受药品上市许可持有人委托销售后，再次委托销售 ④不得从非药品上市许可持有人、药品批发企业等单位或个人处购进药品 ⑤不得向无合法购药资质的单位或者个人销售药品，尤其是在知道或者应当知道他人从事无证经营仍为其提供药品 ⑥不得购进销售假劣药品（包括以销售为目的的储存、运输、宣传展示等行为)，或将非药品冒充药品进行宣传、销售 ⑦不得以中药材及初加工产品冒充中药饮片销售，非法加工中药饮片 ⑧不得委托不符合药品GSP的企业储存运输药品 ⑨不得伪造药品采购来源，虚构药品销售流向，篡改计算机系统、温湿度监测系统数据，隐瞒真实药品购销记录、票据、凭证、数据等，致使药品购销存记录不完整、不真实，经营行为无法追溯 ⑩不得在证、票、账、货、款不能相互对应一致时购销药品

续表

2. 禁止类行为	⑪不得有药品未入库，设立账外账，药品未纳入企业质量体系管理，使用银行个人账户进行业务往来等情形 ⑫不得将麻醉药品、精神药品和含特殊药品复方制剂流入非法渠道，或者进行现金交易 ⑬不得购进销售医疗机构制剂 ⑭不得在核准地址以外的场所储存药品 ⑮不得违反规定对药品储存、运输及进行温湿度监测 ⑯不得擅自改变药品经营许可证许可事项、登记事项 ⑰不得以展销会、博览会、交易会、订货会、产品宣传会等方式现货销售药品或赠送药品 ⑱不得超出诊疗范围向医疗机构销售药品 ⑲不得不经药品零售连锁总部，直接向药品零售连锁企业门店销售药品 ⑳不得向药品零售企业销售禁止零售的药品 ㉑不得向非连锁药品零售企业销售第二类精神药品 ㉒不得销售药品不开具发票

五、药品零售连锁企业总部的经营管理

1. 药品经营活动	①药品零售连锁企业总部负责对购进药品、供货单位及其销售人员的合法资质进行审核，并统一采购药品。总部的经营活动执行药品批发企业管理的相关要求 ②总部购进药品活动中的有关资质材料和购进凭证、记录保存不得少于5年，且不少于药品有效期满后1年 ③配送中心是药品零售连锁企业的物流机构
2. 禁止类行为	①不得违法回收或参与回收药品，销售回收药品 ②不得以"远程审方"等方式替代国家对执业药师的配备要求 ③不得为他人违法经营药品提供场所、资质证明文件、票据等条件 ④不得从非药品上市许可持有人、药品批发企业等单位或个人处购进药品 ⑤不得向无合法购药资质的单位或者个人销售药品，尤其是知道或者应当知道他人从事无证经营仍为其提供药品 ⑥不得购进销售假劣药品（包括以销售为目的的储存、运输、宣传展示等行为），或将非药品冒充药品进行宣传、销售

续表

2. 禁止类行为	⑦不得以中药材及初加工产品冒充中药饮片销售，非法加工中药饮片 ⑧不得委托不符合药品 GSP 的企业储存运输药品 ⑨不得伪造药品采购来源，虚构药品销售流向，篡改计算机系统、温湿度监测系统数据，隐瞒真实药品购销存记录、票据、凭证、数据等，致使药品购销存记录不完整、不真实，经营行为无法追溯 ⑩不得在证、票、账、货、款不能相互对应一致时购进药品 ⑪不得有药品未入库，设立账外账，药品未纳入企业质量体系管理，使用银行个人账户进行业务往来等情形 ⑫不得将第二类精神药品和含特殊药品复方制剂流入非法渠道，或者采用现金采购 ⑬不得购进销售医疗机构制剂 ⑭不得在核准地址以外的场所储存药品 ⑮不得违反规定对药品储存、运输及进行温湿度监测 ⑯不得擅自改变药品经营许可证许可事项、登记事项 ⑰不得以展销会、博览会、交易会、订货会、产品宣传会等方式现货销售药品或赠送药品 ⑱总部应当确保门店各岗位人员有效执行总部下发的质量管理体系文件，不得从非本药品零售连锁企业总部外的其他任何渠道获取药品 ⑲未经本药品零售连锁企业总部批准，门店之间不得擅自调剂药品 ⑳药品零售连锁企业总部、配送中心不得向本连锁企业门店外的其他单位提供药品，不得直接向个人销售药品

六、药品零售的经营管理

1. 药品购销要求	①药品零售企业购进药品活动中的有关资质材料和购进凭证、记录保存不得少于 5 年，且不少于药品有效期满后 1 年 ②药品零售企业销售药品时，应当开具标明药品通用名称、药品上市许可持有人（中药饮片标明生产企业、产地）、产品批号、剂型、规格、销售数量、销售价格、销售日期、销售企业名称等内容的凭证 ③药品零售企业可按照药品储存要求设置自助售药机销售乙类非处方药，提供 24 小时便民服务，自助售药机放置地址在许可证"经营地址"项下注明

续表

2. 药学技术人员配备要求	①经营处方药、甲类非处方药的药品零售企业应当按照规定配备执业药师或者其他依法经过资格认定的药学技术人员 ②药品零售企业营业时间内，执业药师或者其他依法经过资格认定的药学技术人员应当在职在岗 ③未经执业药师审核处方，不得销售处方药
3. 药学服务要求	①药学服务人员向个人消费者提供用药咨询、处方审核、跟踪随访等药学服务，向个人消费者提供安全、有效、经济、合理的药品 ②药品零售企业应当设置专门的药学服务区，并有明显标识 ③可以配置必要的药学服务设施设备，为个人消费者提供健康便民服务，可通过专用电话、互联网等方式为个人消费者提供用药咨询、售后投诉等药学服务 ④药学服务人员遵守以下要求：诚实守信，具有良好的职业伦理道德；尊重个人消费者隐私，对个人消费者个人资料和信息保密；不向个人消费者推荐或诱导其购买与其表述病症无关的药品；不诱导个人消费者购买超出治疗需求数量的药品；不进行不科学的宣传、虚假宣传、夸大宣传，欺骗误导个人消费者；不故意对可能出现的用药风险做不恰当的表述或虚假承诺；对于病因不明或用药后可能掩盖病情、延误治疗或加重病情的，应当向个人消费者提出寻求医师诊断、治疗的建议 ⑤药学服务人员应当为个人消费者提供个性化用药指导服务，充分告知个人消费者药品的适应症或功能主治、用法用量、不良反应、禁忌等信息，帮助个人消费者正确选择、使用药品。不得将非药品以药品名义向个人消费者介绍和推荐；根据药品说明书，结合个人消费者表述的疾病症状、用药过敏史等情况，可向个人消费者合理推荐非处方药；对近效期药品，应当提醒个人消费者使用期限；对光、温度敏感的药品，应当提醒个人消费者贮藏要求

续表

3. 药学服务要求	⑥销售特殊管理的药品和国家有专门管理要求的药品：销售第二类精神药品时，药学服务人员应当确认个人消费者为成年人，不确定时可查验个人消费者身份证信息，不得向未成年人销售第二类精神药品；销售含特殊药品复方制剂时，药学服务人员应当按规定数量销售，登记个人消费者身份证信息。发现超过正常医疗需求，大量、多次购买的情况，应当立即向所在地药品监督管理部门报告；销售含兴奋剂类药品时，药学服务人员应当核实药品说明书和标签中"运动员慎用"标注情况，并告知个人消费者"运动员慎用" ⑦销售中药饮片时，执业药师（中药学）或中药学药学技术人员应当审核处方药物相反、相畏、禁忌、剂量等内容，做到调配正确、计量准确，使用洁净、卫生的包装，并告知个人消费者煎煮器具要求，指导个人消费者中药饮片的先煎、后下、烊化等煎服方法；销售毒性中药品种时，药学服务人员应当做到计量准确，不得超出规定的剂量 ⑧用药对象为儿童、老人、孕妇、哺乳期妇女、过敏体质、肝肾功能不全和慢性疾病患者等人群的，药学服务人员应当进行重点关注，防止用药意外发生。必要时，对个人消费者用药情况进行跟踪随访，提供后续药学服务，指导个人消费者健康生活 ⑨药品零售企业应当在营业场所内开展合理用药、安全用药的科普宣传，向个人消费者提供疾病科普宣传、健康常识、用药常识、疾病预防和保健知识，引导个人消费者科学、合理使用药品 ⑩药品零售企业应当安排专职或兼职人员收集、传递药学服务信息，定期对药学服务开展情况进行分析、交流和评价 ⑪鼓励药品零售企业在驻店药学服务人员开展"面对面"药学服务基础上，通过网络或计算机智能辅助系统向个人消费者提供优质的药学服务
4. 禁止类行为	①不得违法回收或参与回收药品，销售回收药品 ②不得以"远程审方"等方式替代国家对执业药师的配备要求 ③不得从非法渠道购进药品，药品零售连锁企业门店不得从非本药品零售连锁企业总部外的其他任何渠道获取药品 ④不得购进销售医疗机构制剂

续表

4. 禁止类行为	⑤不得购进销售假劣药品（包括以销售为目的的储存陈列、运输、宣传展示等行为），或将非药品冒充药品进行宣传、销售 ⑥不得以中药材及初加工产品冒充中药饮片销售，非法加工中药饮片 ⑦不得销售处方中未注明"生用"的毒性中药品种 ⑧不得单味零售罂粟壳 ⑨不得出租、出借柜台等为他人非法经营提供便利 ⑩不得经营麻醉药品、放射性药品、第一类精神药品、终止妊娠药品（包括含有"米非司酮"成分的所有药品制剂）、蛋白同化制剂、肽类激素（胰岛素除外）、药品类易制毒化学品、体内诊断试剂、体外诊断试剂（药品）以及我国法律法规规定的其他禁止零售的药品 ⑪非定点药品零售企业不得销售第二类精神药品 ⑫不得违反规定销售含特殊药品复方制剂（超经营方式、超数量、超频次等），导致流入非法渠道 ⑬不得未经许可擅自改变药品经营许可证许可事项、登记事项 ⑭不得向除个人消费者以外的其他单位销售药品 ⑮不得购进药品不索取发票（含应税劳务清单）及随货同行单，或虽索取发票等票据，但相关信息（单位、品名、规格、批号、金额、付款流向等）与实际不符 ⑯不得违反药品的贮藏要求储存、陈列药品 ⑰不得违反国家处方药与非处方药分类管理有关规定销售药品 ⑱不得以买药品赠药品等方式向个人消费者销售处方药或甲类非处方药 ⑲非本企业在职人员不得在营业场所内从事药学服务活动 ⑳不得采取任何手段，诱导个人消费者超出治疗需求购买药品 ㉑不得在营业场所擅自发布未经批准、与批准内容不一致或以非药品冒充药品的违法广告，不得发布虚假广告，不得进行虚假宣传

七、涉药储运行为的管理

1. 涉药储存、运输的义务	①受托方不得再次委托储存 ②受托方再次委托运输的，应当征得委托方同意，并签订质量保证协议 ③疫苗、麻醉药品、精神药品、医疗用毒性药品、放射性药品、药品类易制毒化学品等特殊管理的药品不得再次委托运输

2. 涉及疫苗储存、运输的特别规定	①疫苗上市许可持有人委托配送疫苗的，在同一省级行政区域内选取受托方原则上不得超过2家，并确认受托方（含受托方为疾病预防控制机构的情形）符合药品 GSP 冷藏、冷冻药品的储存、运输条件后方可委托 ②接受疫苗委托储存、运输的单位不得再次委托储存、运输疫苗；疫苗与非药品不得混库储存或混车、混箱运输；疫苗与其他药品混库储存或混车、混箱运输时，应当采取有效措施，防止交叉污染与发生混淆
3. 其他涉药物流的特别规定	严格落实"实名收寄、收寄验视、过机安检"制度；对个人交寄的要认真查验药品处方，对单位交寄的要查验药品生产许可证、药品经营许可证、医疗机构执业许可证等证明文件，严防非正当用途的复方地芬诺酯片、复方曲马多片、氨酚曲马多片、右美沙芬口服单方制剂、依托咪酯注射剂等药品通过寄递渠道流弊

八、药品网络经营管理

1. 药品网络经营的类型	①企业对企业模式（B-to-B）：药品上市许可持有人、药品批发企业通过自建网站，通过网络采购或销售药品给其他药品上市许可持有人、药品生产企业、药品经营企业和药品使用单位，以及药品零售企业、医疗机构通过网络向药品上市许可持有人、药品批发企业采购药品的经营模式 ②企业对个人消费者模式（B-to-C）：药品零售企业通过自建网站，向个人消费者销售药品及提供药学服务，并按照药品 GSP 要求配送至个人消费者的经营模式 ③药品网络交易第三方平台模式：药品网络交易第三方平台提供者通过网络系统，为在药品网络交易活动中的购销双方提供网络药品交易服务的模式 ④线上与线下联动模式（O-to-O）："网订店取""网订店送"
2. 药品网络销售的主体	具备保证网络销售药品安全能力的药品上市许可持有人（含中药饮片生产企业）或者药品经营企业

续表

3. 药品网络销售报告与平台备案管理	①信息发生变化的，药品上市许可持有人、药品批发企业向所在地省级药品监督管理部门报告，药品零售企业向所在地市县级药品监督管理部门报告 ②药品网络交易第三方平台将企业信息向省级药品监督管理部门备案
4. 资质信息展示	①药品网络销售企业在网站首页或者经营活动的主页显著位置，持续公示其药品生产或者经营许可证信息 ②药品网络零售企业还应当展示依法配备的药师或者其他药学技术人员的资格认定等信息，零售类别涵盖处方药或甲类非处方药的至少需展示其配备的执业药师注册证书等信息
5. 药品经营"线上与线下一致"的要求	①药品经营企业购销等相关记录保存时限原则上均为至少5年，且不少于药品有效期后1年 ②药品与非药品、处方药与非处方药需分区陈列（区分网络展示）
6. 禁止网络销售的药品	①禁止非法网络销售的：麻醉药品、精神药品、医疗用毒性药品、放射性药品、药品类易制毒化学品、血液制品、疫苗 ②药品经营企业禁止经营的：医疗机构制剂、中药配方颗粒 ③禁止网络销售：复方地芬诺酯片、复方曲马多片、氨酚曲马多片、右美沙芬口服单方制剂、依托咪酯注射剂
7. 禁止网络零售的药品	①注射剂（降糖类药物除外） ②含麻黄碱类复方制剂（不包括含麻黄的中成药） ③含麻醉药品口服复方制剂、含曲马多口服复方制剂、右美沙芬口服单方制剂 ④《兴奋剂目录》所列的蛋白同化制剂和肽类激素（胰岛素除外） ⑤其他禁止网络零售的药品（包括含有以下单方制剂药品的复合包装产品，抗菌药不含外用剂型）：地高辛、丙吡胺、奎尼丁、哌唑嗪、普鲁卡因胺、普罗帕酮、胺碘酮、奎宁、氨茶碱、胆茶碱、异丙肾上腺素；苯妥英钠、卡马西平、拉莫三嗪、水合氯醛、达比加群酯、华法林、替格瑞洛、西洛他唑、扑米酮、碳酸锂、异氟烷、七氟烷、恩氟烷、地氟烷、秋水仙碱；米非司酮、复方米非司酮、环丙孕酮、卡前列甲酯、雌二醇、米索前列醇、地诺前列酮；法罗培南、夫西地酸、伏立康唑、利奈唑胺、奈诺沙星、泊沙康唑、头孢地尼、伊曲康唑、左奥硝唑、头孢泊肟酯

续表

8. 严格处方药信息展示	①药品网络零售企业、第三方平台应当将处方药与非处方药区分展示，并在相关网页上显著标示处方药、非处方药区分标识，并在每个处方药展示页面下突出显示"处方药须凭处方在药师指导下购买和使用"等风险警示信息 ②药品网络销售平台/网站页面，不得展示处方药包装、标签等信息。通过处方审核前，不得展示或提供药品说明书，页面中不得含有功能主治、适应症、用法用量等信息
9. 规范处方药销售流程	①零售处方药时，应当遵循"先方后药"原则 ②网络零售处方药的处方审核应当由药品零售企业配备的执业药师真实开展，并留存审方原始痕迹，禁止无处方、不审方、先"看图选药销售"再"事后补方"、虚假审方以及采用智能程序（AI）替代执业药师审方等处方药违规销售行为
10. 处方药销售实名制	确保处方来源真实、可靠，并采取有效措施做到处方药的实名制销售（包括患者实名以及消费者实名）
11. 严格处方一次性使用	①对已经使用的电子处方进行标记，避免处方重复使用 ②接收的处方为纸质处方影印版本（包括处方电子扫描件、处方照片电子版等）的，应当采取限期收回购药处方原件等有效措施
12. 网络药品交易三方平台的义务	①接受药品网络零售企业入驻的第三方平台，需配备执业药师承担监督第三方平台内药品网络零售企业处方审核等管理制度的实施工作 ②第三方平台应当对申请入驻本平台的药品网络销售企业资质、质量安全保证能力等进行审核 ③药品展示、交易记录等相关记录信息保存期限至少5年，且不少于药品有效期满后1年
13. 网上网下同步检查	省级药品监督管理部门应当在第三方平台完成备案后3个月内，组织对其开展现场检查，并确保之后每年不少于1次检查
14. 监管权限与分工	①省级药品监督管理部门负责监管第三方平台以及药品网络销售企业为药品上市许可持有人、药品批发企业的销售活动 ②设区的市级、县级药品监督管理部门负责监督管理药品网络零售企业的销售活动 ③药品网络销售违法行为原则上由违法行为发生地的药品监督管理部门负责查处

第二节　药品经营质量管理规范

一、药品经营质量管理规范总体要求

药品 GSP 的核心是要求企业通过严格的质量管理制度来约束自身经营相关行为，对药品流通全过程进行质量控制。药品上市许可持有人、药品经营企业应当严格执行药品 GSP。药品流通过程中其他涉及储存与运输药品的参与方，也应当符合药品 GSP 的相关要求。

二、药品批发企业人员资质要求

人员	资质要求
企业负责人	大学专科以上学历或者中级以上专业技术职称，经过基本的药学专业知识培训，熟悉有关药品管理的法律法规及规范
企业质量负责人	大学本科以上学历、执业药师资格和 3 年以上药品经营质量管理工作经历，在质量管理工作中具备正确判断和保障实施的能力
企业质量管理部门负责人	执业药师资格和 3 年以上药品经营质量管理工作经历，能独立解决经营过程中的质量问题
质量管理工作人员	药学中专或者相关专业大学专科以上学历或者具有药学初级以上专业技术职称
验收、养护工作人员	药学或者医学、生物、化学等相关专业中专以上学历或者具有药学初级以上专业技术职称
中药材、中药饮片验收工作人员	中药学专业中专以上学历或者具有中药学中级以上专业技术职称
中药材、中药饮片养护工作人员	中药学专业中专以上学历或者具有中药学初级以上专业技术职称
直接收购地产中药材验收人员	中药学中级以上专业技术职称
从事疫苗配送的企业负责疫苗质量管理和验收工作人员	应当配备 2 名以上专业技术人员专门负责疫苗质量管理和验收工作，专业技术人员应当具有预防医学、药学、微生物学或者医学等专业本科以上学历及中级以上专业技术职称，并有 3 年以上从事疫苗管理或者技术工作经历

续表

人员	资质要求
采购者	药学或者医学、生物、化学等相关专业中专以上学历,从事销售、储存等工作的人员应当具有高中以上文化程度
从事特殊管理的药品和冷藏冷冻药品的储存、运输等工作的人员	应当接受相关法律法规和专业知识培训,且必须经考核合格后方可上岗参与相关工作

三、药品批发企业文件管理、设施设备、校准与验证

1. 文件管理	记录及凭证应当至少保存 5 年
2. 设施与设备	①储存疫苗的,应当配备两个以上独立冷库,并做到不可合并储存的每个储存温区疫苗冷库至少一用一备,且所有备用冷库处于可随时启用状态。鼓励疫苗储存企业同时配备自动切换双回路供电系统和自动启动(停机)备用发电机组,具备全程无需人工干预 ②冷藏车具有自动调控温度、显示温度、存储和读取温度监测数据的功能;冷藏箱及保温箱具有外部显示和采集箱体内温度数据的功能
3. 校准与验证	①对冷库、储运温湿度监测系统、冷藏运输等设施设备进行使用前验证、定期验证及停用时间超过规定时限的验证 ②验证控制文件,包括验证方案、报告、评价、偏差处理和预防措施等

四、药品批发企业采购

1. 药品采购的要求	企业的采购活动应做到"三个确定"和"一个协议" ①供货单位合法资格的确定 ②所购入药品合法性的确定 ③供货单位销售人员合法资格的确定 ④与供货单位签订质量保证协议

续表

2. 首营企业的审核	查验加盖其公章原印章的以下资料，确认真实、有效： ①《药品生产许可证》或者《药品经营许可证》复印件 ②营业执照、税务登记、组织机构代码的证件复印件 ③上一年度企业年度报告公示情况 ④相关印章、随货同行单（票）样式 ⑤开户户名、开户银行及账号
3. 首营品种的审核	审核药品的合法性，索取并审核加盖供货单位公章原印章的药品生产或者进口批准证明文件复印件
4. 对销售人员的审核	①加盖供货单位公章原印章的销售人员身份证复印件 ②加盖供货单位公章原印章和法定代表人印章或者签名的授权书，授权书应当载明被授权人姓名、身份证号码，以及授权销售的品种、地域、期限 ③供货单位及供货品种相关资料
5. 质量保证协议	①供货单位应当提供符合规定的资料且对其真实性、有效性负责 ②供货单位应当按照国家规定开具发票 ③药品质量符合药品标准等有关要求 ④药品包装、标签、说明书符合有关规定 ⑤药品运输的质量保证及责任 ⑥质量保证协议的有效期限

五、药品批发企业收货程序

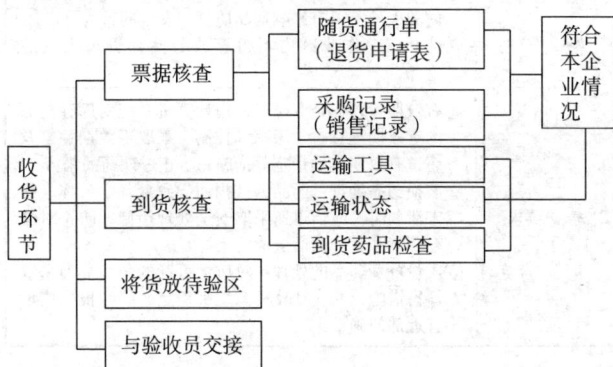

六、药品批发企业验收抽样

1. 逐批抽样验收	①同一批号的药品应当至少检查一个最小包装 ②生产企业有特殊质量控制要求或者打开最小包装可能影响药品质量的,可不打开最小包装 ③破损、污染、渗液、封条损坏等包装异常以及零货、拼箱的,应当开箱检查至最小包装 ④外包装及封签完整的原料药、实施批签发管理的生物制品,可不开箱检查
2. 冷藏、冷冻药品	在冷库内待验
3. 特殊管理的药品	在专库或者专区内验收

七、药品批发企业储存与养护

1. 储存要求	①储存药品相对湿度为35%～75% ②库房储存药品,按质量状态实行色标管理:合格药品为绿色,不合格药品为红色,待确定药品为黄色,退货药品为黄色 ③药品按批号堆码,不同批号的药品不得混垛,垛间距不小于5厘米,与库房内墙、顶、温度调控设备及管道等设施间距不小于30厘米,与地面间距不小于10厘米 ④药品与非药品、外用药与其他药品分开存放,中药材和中药饮片分库存放 ⑤零货药品应当集中存放 ⑥未经批准的人员不得进入储存作业区,储存作业区内的人员不得有影响药品质量和安全的行为 ⑦药品储存作业区内不得存放与储存管理无关的物品
2. 养护要求	①有效期管理:企业应当采用计算机系统对库存药品的有效期进行自动跟踪和控制,采取近效期预警及超过有效期自动锁定等措施,防止过期药品销售 ②破损药品处理:药品因破损而导致液体、气体、粉末泄漏时,应当迅速采取安全处理措施,防止对储存环境和其他药品造成污染 ③质量可疑药品的处理:对质量可疑的药品立即采取停售措施,并在计算机系统中锁定,同时报告质量管理部门确认

八、药品批发企业出库

1. 不得出库情形	发现以下情况不得出库，并报告质量管理部门处理： ①药品包装出现破损、污染、封口不牢、衬垫不实、封条损坏等问题 ②包装内有异常响动或者液体渗漏 ③标签脱落、字迹模糊不清或者标识内容与实物不符 ④药品已超过有效期 ⑤其他异常情况的药品
2. 出库要求	①药品出库时，应当附加盖企业药品出库专用章原印章的随货同行单（票） ②直调药品出库时，由供货单位开具两份随货同行单（票），分别发往直调企业和购货单位。随货同行单（票）的内容应标明直调企业名称

九、药品零售企业人员资质要求

人员	资质要求
企业法定代表人或者企业负责人	具备执业药师资格
处方审核人员	执业药师
质量管理、验收、采购人员	药学或者医学、生物、化学等相关专业学历或者具有药学专业技术职称
中药饮片质量管理、验收、采购人员	中药学中专以上学历或者具有中药学专业初级以上专业技术职称
营业员	高中以上文化程度或者符合省级药监部门规定的条件
中药饮片调剂人员	中药学中专以上学历或者具备中药调剂员资格
质量管理岗位、处方审核岗位	不得由其他岗位人员代为履行职责

十、药品零售企业陈列

1. 分类陈列	按剂型、用途以及储存要求分类陈列，并设置醒目标志，类别标签字迹清晰、放置准确
2. 分区陈列	处方药、非处方药分区陈列，并有处方药、非处方药专用标识
3. 处不开架	处方药不得采用开架自选的方式陈列和销售

4. 外用分开	外用药与其他药品分开摆放
5. 拆零专放	拆零销售的药品集中存放于拆零专柜或者专区
6. 不得陈列	第二类精神药品、毒性中药品种和罂粟壳不得陈列
7. 冷藏存放	冷藏药品放置在冷藏设备中，按规定对温度进行监测和记录，并保证存放温度符合要求
8. 饮片装斗	①中药饮片柜斗谱的书写应当正名正字 ②为防止错斗、串斗，装斗前应当复核 ③为防止饮片生虫、发霉、变质，应当定期清斗 ④不同批号的饮片装斗前应当清斗并记录
9. 非药品专区	经营非药品应当设置专区，与药品区域明显隔离，并有醒目标志
10. 定期检查	定期对陈列、存放的药品进行检查，重点检查：拆零药品、易变质、近效期、摆放时间较长的药品以及中药饮片

十一、药品零售企业销售

1. 企业及人员的资质公示	①企业应当在营业场所的显著位置悬挂《药品经营许可证》、营业执照、执业药师注册证等 ②营业人员应当佩戴有照片、姓名、岗位等内容的工作牌，是执业药师和药学技术人员的，工作牌还应当标明执业资格或者药学专业技术职称 ③在岗执业的执业药师应当挂牌明示
2. 药品销售管理	①处方经执业药师审核后方可调配；对处方所列药品不得擅自更改或者代用，对有配伍禁忌或者超剂量的处方，应当拒绝调配，但处方医师更正或者重新签字确认的，可以调配；调配处方后经过核对方可销售 ②处方审核、调配、核对人员应当在处方上签字或者盖章，并按照有关规定保存处方或者其复印件 ③销售近效期药品应当向顾客告知有效期 ④销售中药饮片做到计量准确，并告知煎服方法及注意事项；提供中药饮片代煎服务，应当符合国家有关规定 ⑤销售药品应开具销售凭证，内容包括药品名称、生产厂商、数量、价格、批号、规格等，并做好销售记录

续表

3. 药品拆零销售	①负责拆零销售的人员经过专门培训 ②拆零的工作台及工具保持清洁、卫生，防止交叉污染 ③做好拆零销售记录，内容包括拆零起始日期、药品的通用名称、规格、批号、生产厂商、有效期、销售数量、销售日期、分拆及复核人员等 ④拆零销售应当使用洁净、卫生的包装，包装上注明药品名称、规格、数量、用法、用量、批号、有效期以及药店名称等内容 ⑤提供药品说明书原件或者复印件 ⑥拆零销售期间，保留原包装和说明书
4. 其他销售管理	非本企业在职人员不得在营业场所内从事药品销售相关活动

十二、药品零售企业售后管理

1. 药品非质量原因不得退换	除药品质量原因外，药品一经售出，不得退换
2. 投诉管理	在营业场所公布药监部门的监督电话，设置顾客意见簿，及时处理顾客对药品质量的投诉

十三、药品 GSP 附录温湿度自动监测

1. 系统温湿度测量设备的最大允许误差	①测量范围在0℃~40℃之间，温度的最大允许误差为±0.5℃ ②测量范围在-25℃~0℃之间，温度的最大允许误差为±1.0℃ ③相对湿度的最大允许误差为±5% RH
2. 储存运输温湿度监测数据记录频次	①测点温湿度数据每分钟至少更新采集1次 ②储存状态下每30分钟至少记录1次温湿度数据，运输状态下每5分钟至少记录1次温度数据 ③发生超温超湿状况时，系统变频至每2分钟至少记录1次监测数据

续表

3. 药品仓库、运输设备中配备的测点终端数量	仓库、冷藏车内不得少于 2 个，冷藏箱、保温箱内不得少于 1 个
4. 系统监管	系统应当满足相关部门实施在线远程监管的条件。企业应当对测点终端每年至少进行一次校准

十四、药品 GSP 附录验证管理

1. 定期验证	相关设施设备及监测系统需定期验证（间隔不超过 1 年），验证数据采集的间隔时间不得大于 5 分钟
2. 冷库的验证项目	库内温度分布特性（稳定性验证持续时长不得小于 48 小时），温控设备运行状况，测点终端参数与安装位置确认，开门作业对库内温度影响，冷库断电保护功能确认，极端温度保温性能，新库（含改造后重启）空载、满载验证，年度满载验证
3. 冷藏车的验证项目	车厢内温度分布特性（稳定性验证持续时长不得小于 5 小时），温控设备运行状况，测点终端参数与安装位置确认，开门作业对车厢内温度影响，车厢断电保护功能确认，极端温度保温性能，新车空载、满载验证，年度满载验证
4. 冷藏箱（保温箱）验证项目	箱内温度分布特性，蓄冷剂配备使用（蓄冷剂与保温箱采取摆列组合式捆绑验证），测点终端位置，开箱作业对箱内温度影响，极端温度保温性能，运输最长时限验证
5. 系统验证项目	采集、传送、记录数据及报警功能确认，监测范围和精度确认，测点终端安装数量及位置确认，系统独立安全运行性能确认（不得与温湿度调控联动），系统在断电、计算机关机状态下的应急性能确认，防止用户修改、删除、反向导入数据等功能确认
6. 验证使用的温度传感器	最大允许误差为 ±0.5℃

十五、药品 GSP 附录 药品零售配送质量管理

1. 适用范围	适用于药品零售过程（含通过网络零售）所涉及的药品配送行为的质量管理
2. 包装物、寄递配送单、包装封签等技术指标	①配送包装封签上应有与其他商品相区别的明显标示"药"的字样 ②包装封签应当做到一经拆启，无法恢复至原状
3. 开展配送活动的包装要求	药品需独立包装，不得与除医疗器械、保健食品外的其他产品合并包装
4. 配送工具和设备要求	①配送药品的车辆应当为封闭式运输工具，车厢内设置有带物理隔离的药品专门存放区域 ②冷冻产品、高温熟食快餐等与药品储存要求有明显温度差异的商品同药品混箱、混车配送的，应当采取隔温封装等有效措施
5. 委托配送要求	明确通过质量协议将受托方配送行为纳入药品零售企业质量管理，委托配送冷藏、冷冻药品的还需对相关设备开展验证

十六、药品 GSP 符合性检查

企业	药监部门检查频次
1. 麻醉药品和第一类精神药品、药品类易制毒化学品经营企业	每半年不少于 1 次
2. 冷藏冷冻药品、血液制品、细胞治疗类生物制品、第二类精神药品、医疗用毒性药品、放射性药品经营企业	每年不少于 1 次
3. 经营其他药品的经营企业	每 3 年不少于 1 次

十七、药品 GSP 现场检查指导原则检查项目分级

分级	检查结果	药品批发企业缺陷项目内容	药品零售企业缺陷项目内容
1. 严重缺陷项目	又称为"一票否决项",一经发现导致检查结果判定为不通过	①药品追溯管理与实施 ②依法经营 ③诚实守信 ④质量管理体系文件"七要素"具备并符合企业实际 ⑤储存疫苗配备 2 个以上独立冷库 ⑥计算机系统软件与数据库 ⑦购进合法性审核 ⑧购进药品索取发票 ⑨发票内容与付款流向等一致 ⑩销售药品开具发票,并做到票账货款一致 ⑪药品批发企业经营范围包含体外诊断试剂(药品)的,严重缺陷项目还包括质量管理部门配备主管检验师	①药品追溯管理与实施 ②依法经营 ③诚实守信 ④经营条件与经营范围规模相适应 ⑤经营场所配备冷藏药品专用陈列设备 ⑥仓库配备冷藏药品专用储存设备 ⑦购进药品索取发票 ⑧发票内容与付款流向等一致
2. 主要缺陷项目	此类缺陷企业必须整改到位,并向药监部门提交整改报告,整改不到位将导致企业不通过 GSP 检查	—	—
3. 一般缺陷项目	此类缺陷企业可自行整改	—	—

第三节　处方药与非处方药的经营管理

一、药品上市许可持有人、批发企业实施处方药与非处方药分类管理的规定

药品上市许可持有人、药品批发企业销售药品时，应当严格审核购药药品零售企业或药品零售连锁企业的经营类别，不得超经营类别向药品零售企业或药品零售连锁企业销售药品。

未依法获取药品经营许可证（零售）的药品上市许可持有人、药品批发企业不得直接向病患者推荐、销售处方药、非处方药。

二、药品零售企业实施处方药与非处方药分类管理的规定

1. 处方保存年限	处方保留不少于 5 年
2. 凭处方销售的药品	注射剂、医疗用毒性药品、第二类精神药品、禁止零售的药品以外其他按兴奋剂管理的药品、精神障碍治疗药（抗精神病、抗焦虑、抗躁狂、抗抑郁药）、抗病毒药（逆转录酶抑制剂和蛋白酶抑制剂）、肿瘤治疗药、含麻醉药品的复方口服溶液和曲马多制剂、未列入非处方药目录的抗菌药和激素，以及国家药品监督管理局公布的其他必须凭处方销售的药品
3. 用药指导	①销售甲类非处方药时，执业药师应当主动向个人消费者提供用药指导 ②销售乙类非处方药时，执业药师或其他药学技术人员应当根据个人消费者咨询需求，提供科学合理的用药指导
4. 销售方式	①药品零售企业不得采用开架自选的方式销售处方药 ②不得采用"捆绑搭售""买商品赠药品""买 N 赠 1""满 N 减 1""满 N 元减 × 元""药品满 N 元包邮（免配送费）"等方式直接或变相赠送销售处方药、甲类非处方药（包括通过网络销售的渠道） ③非人工自助售药设备禁止销售除乙类非处方药外的任何其他药品

第四节 药品进出口管理

一、药品进出口许可证管理系统

1. 进出口准许证管理	①进、出口麻醉药品和精神药品的，应当取得国家药监局颁发的进口准许证、出口准许证，进口麻醉药品和精神药品无需办理进口药品通关单 ②进口准许证有效期 1 年（可以跨自然年使用），出口准许证有效期不超过 3 个月（有效期时限不跨自然年） ③进出口准许证实行"一证一关"（仅能在证面载明的口岸办理通关验放手续），且只能在有效期内一次性使用
2. 医务人员为医疗需要携带少量麻醉药品和精神药品出入境	持所在地省级药品监管部门发放的携带麻醉药品和精神药品证明，海关凭携带麻醉药品和精神药品证明放行

二、药品进口管理

1. 药品进口监督管理	药品应当从允许药品进口的口岸进口，并由进口药品企业向口岸所在地药品监督管理部门备案。海关凭药品监督管理部门出具的进口药品通关单办理通关手续
2. 临床急需少量药品批准进口要求	①医疗机构因临床急需进口少量药品的，经国家药品监督管理局或国务院授权的省（区、市）人民政府批准，可以进口。进口的药品应当在指定的医疗机构内用于特定医疗目的 ②临床急需少量药品需满足以下条件之一，用于治疗罕见病的、用于防治严重危及生命疾病且尚无有效治疗或预防手段的、用于防治严重危及生命疾病且具明显临床优势的药品 ③国家卫生健康委组织提出第二类精神药品氯巴占临床需求量，确定使用医疗机构名单，选定牵头进口的医疗机构

续表

3. 个人自用少量药品的进出境管理	①进出境人员随身携带第一类中的药品类易制毒化学品药品制剂和高锰酸钾，应当以自用且数量合理为限，并接受海关监管，不得随身携带前款规定以外的易制毒化学品 ②在个人药品进出境过程中，携带正规医疗机构出具的医疗诊断书 ③除医生专门注明理由外，处方一般不得超过 7 日用量；麻醉药品与第一类精神药品注射剂处方为 1 次用量，其他剂型一般不超过 3 日用量。超过自用合理数量范围的药品应通过货物渠道进行报关处置 ④未经批准进口少量境外已合法上市的药品，且情节较轻的，可以依法减轻或免予处罚

🎯 高频考点速记

1. 药品经营范围

（1）药品批发经营范围包括：中药饮片、中成药、化学药、生物制品、体外诊断试剂（药品）、麻醉药品、第一类精神药品、第二类精神药品、药品类易制毒化学品、医疗用毒性药品、蛋白同化制剂、肽类激素等。经营冷藏、冷冻等有特殊管理要求的药品的，应当在《药品经营许可证》经营范围中予以分别标注，如"生物制品（含冷藏、冷冻药品）""化学药（含冷藏药品）"。药品批发企业取得化学药经营范围的，可以经营化学原料药。

（2）药品零售（含药品零售连锁总部）经营范围包括：中药饮片、中成药、化学药、第二类精神药品、血液制品、细胞治疗类生物制品、其他生物制品等。经营冷藏、冷冻药品的，应当在《药品经营许可证》经营范围中予以分别标注，如"其他生物制品（含冷藏药品）""化学药（含冷藏药品）"。药品零售企业经营罂粟壳中药饮片、毒性中药饮片等，应当在"中药饮片"经营范围中予以单独标注，如"中药饮片（含罂粟壳）""中药饮片（含毒性中药饮片）"。药品零售连锁门店的经营范围不得超过药品零售连锁总部的经营范围。

2. **药品经营许可证有效期**：有效期为5年，有效期届满前6个月至2个月期间申请换发。

3. **药品经营许可证变更**

（1）许可事项变更：经营地址、经营方式、经营范围、仓库地址（包括原址增减仓库、异地设库和委托储存）的变更。

（2）药品零售企业被其他药品零售连锁企业总部收购，如实际经营地址、经营范围未发生变化的：按照变更药品经营许可证程序办理。

4. **药品经营行为管理**

（1）**药品上市许可持有人**：①不得以展销会、博览会、交易会、订货会、产品宣传会等方式现货销售药品或赠送药品；②可授权派出医药代表从事学术推广、技术咨询等活动，但不得要求其承担药品销售任务（包括价格谈判）；③不得不经药品零售连锁总部，直接向药品零售连锁企业门店销售药品。

（2）**药品零售连锁企业总部**：①药品零售连锁企业总部、配送中心不得向本连锁企业门店外的其他单位提供药品；②不得直接向个人销售药品。

（3）**药品零售企业**：①非定点药品零售企业不得销售第二类精神药品；②不得经营麻醉药品、放射性药品、第一类精神药品、终止妊娠药品（包括含有"米非司酮"成分的所有药品制剂）、蛋白同化制剂、肽类激素（胰岛素除外）、药品类易制毒化学品、体内诊断试剂、体外诊断试剂（药品）以及我国法律法规规定的其他禁止零售的药品；③不得以买药品赠药品等方式向个人消费者销售处方药或甲类非处方药。

5. 涉药储存、运输的特别规定

（1）接受委托储存、运输药品的单位不得再次委托储存。受托方再次委托运输的，应当征得委托方同意。疫苗、麻醉药品、精神药品、医疗用毒性药品、放射性药品、药品类易制毒化学品等特殊管理的药品不得再次委托运输。

（2）不得将疫苗与非药品混库储存或混车、混箱运输。

（3）疫苗与其他药品混库储存或混车、混箱运输时，应当采取有效措施，防止交叉污染与发生混淆。

6. 网络销售药品

（1）禁止网络销售的药品

①禁止非法网络销售的：麻醉药品、精神药品、医疗用毒性药品、放射性药品、药品类易制毒化学品、血液制品、疫苗。

②药品经营企业禁止经营的：医疗机构制剂、中药配方颗粒。

③禁止网络销售的：复方地芬诺酯片、复方曲马多片、氨酚曲马多片、右美沙芬口服单方制剂、依托咪酯注射剂。

（2）禁止网络零售的药品

①注射剂（降糖类药物除外）。

②含麻黄碱类复方制剂（不包括含麻黄的中成药）。

③含麻醉药品口服复方制剂、含曲马多口服复方制剂、右美沙芬口服单方制剂。

④《兴奋剂目录》所列的蛋白同化制剂和肽类激素（胰岛素除外）。

⑤其他禁止网络零售的药品（包括含以下单方制剂药品的复合包装产品，其中抗菌药不含外用剂型）：地高辛、

丙吡胺、奎尼丁、哌唑嗪、普鲁卡因胺、普罗帕酮、胺碘酮、奎宁、氨茶碱、胆茶碱、异丙肾上腺素；苯妥英钠、卡马西平、拉莫三嗪、水合氯醛、达比加群酯、华法林、替格瑞洛、西洛他唑、扑米酮、碳酸锂、异氟烷、七氟烷、恩氟烷、地氟烷、秋水仙碱；米非司酮、复方米非司酮、环丙孕酮、卡前列甲酯、雌二醇、米索前列醇、地诺前列酮；法罗培南、夫西地酸、伏立康唑、利奈唑胺、奈诺沙星、泊沙康唑、头孢地尼、伊曲康唑、左奥硝唑、头孢泊肟酯。

7. 药品网络销售平台/网站页面展示信息：不得展示处方药包装、标签等信息。

8. 药品批发企业相关人员资质要求

（1）企业质量负责人：具有大学本科以上学历、执业药师资格和 3 年以上药品经营质量管理工作经历，在质量管理工作中具备正确判断和保障实施的能力。

（2）企业质量管理部门负责人：具备执业药师资格和 3 年以上药品经营质量管理工作经历，能独立解决经营过程中的质量问题。

（3）质量管理工作人员：具备药学中专或者医学、生物、化学等相关专业大学专科以上学历或者具有药学初级以上专业技术职称。

（4）验收、养护工作人员：具有药学或者医学、生物、化学等相关专业中专以上学历或者具有药学初级以上专业技术职称。

（5）中药材、中药饮片批发企业验收工作人员：具有中药学专业中专以上学历或者具有中药学中级以上专业技术职称。

（6）负责疫苗质量管理和验收工作的专业技术人员：从事疫苗配送的企业应当配备至少 2 名专业技术人员专门

负责疫苗质量管理和验收工作，专业技术人员应当具有预防医学、药学、微生物学或者医学等专业本科以上学历及中级以上专业技术职称，并有 3 年以上从事疫苗管理或者技术工作经历。

（7）药品采购工作人员：具有药学或者医学、生物、化学等相关专业中专以上学历，从事药品销售、储存等工作的人员应当具有高中以上文化程度。

[记忆口诀] 质负本执3、质管负执3、质管药中相关大、验养中专或初级、中药验中专或中级、疫质管验本中3、采购中专

9. 药品零售企业相关人员资质要求

（1）企业法定代表人或者企业负责人、处方审核人员：具备执业药师资格。

（2）质量管理、验收、采购人员：具有药学或者医学、生物、化学等相关专业学历或者具有药学专业技术职称。

（3）中药饮片质量管理、验收、采购人员：具有中药学中专以上学历或者具有中药学专业初级以上专业技术职称。

（4）中药饮片调剂人员：具有中药学中专以上学历或者具备中药调剂员资格。

（5）质量管理岗位、处方审核岗位的职责不得由其他岗位人员代为履行。

[记忆口诀] 法人负责人审方执业药师、质管审方专岗

10. 药品经营企业人员培训

（1）药品批发企业从事特殊管理的药品和冷藏冷冻药品的储存、运输等工作的人员应当接受相关法律法规和专业知识培训，且必须经考核合格。

（2）药品零售企业应当为销售特殊管理的药品、国家有专门管理要求的药品、冷藏药品的人员接受相应培训提供条件，使其掌握相关法律法规和专业知识。

11. 药品批发企业对到货药品逐批验收抽样

（1）同一批号的药品应当至少检查一个最小包装。

（2）生产企业有特殊质量控制要求或者打开最小包装可能影响药品质量的，可不打开最小包装。

（3）破损、污染、渗液、封条损坏等包装异常以及零货、拼箱的，应当开箱检查至最小包装。

（4）外包装及封签完整的原料药、实施批签发管理的生物制品，可不开箱检查。

12. 药品批发企业验收药品地点

（1）特殊管理的药品应当按照相关规定在专库或者专区内验收。

（2）冷藏、冷冻药品应当在冷库内待验。

13. 药品批发企业储存要求

（1）储存药品相对湿度：35%～75%。

（2）按质量状态实行色标管理：合格药品为绿色，不合格药品为红色，待确定药品为黄色。

（3）药品按批号堆码，不同批号的药品不得混垛，垛间距不小于5厘米，与库房内墙、顶、温度调控设备及管道等设施间距不小于30厘米，与地面间距不小于10厘米。

（4）药品与非药品、外用药与其他药品分开存放，中药材和中药饮片分库存放。

14. 药品零售企业陈列要求

（1）处方药、非处方药分区陈列，并有处方药、非处方药专用标识。

（2）处方药不得采用开架自选的方式陈列和销售。

（3）外用药与其他药品分开摆放。

（4）拆零销售的药品集中存放于拆零专柜或者专区。

（5）第二类精神药品、毒性中药品种和罂粟壳不得陈列。

（6）中药饮片柜斗谱的书写应当正名正字；装斗前应当复核，防止错斗、串斗；应当定期清斗，防止饮片生虫、发霉、变质；不同批号的饮片装斗前应当清斗并记录。

（7）经营非药品应当设置专区，与药品区域明显隔离，并有醒目标志。

15. 药品拆零销售的要求

（1）负责拆零销售的人员经过专门培训。

（2）拆零的工作台及工具保持清洁、卫生，防止交叉污染。

（3）做好拆零销售记录。

（4）拆零销售应当使用洁净、卫生的包装，包装上注明药品名称、规格、有效期以及药店名称等内容。

（5）提供药品说明书原件或者复印件。

（6）拆零销售期间，保留原包装和说明书。

16. 药品批发企业严重缺陷项目内容

（1）药品追溯管理与实施。

（2）依法经营。

（3）诚实守信。

（4）质量管理体系文件"七要素"具备并符合企业实际。

（5）储存疫苗配备2个以上独立冷库。

（6）计算机系统软件与数据库。

（7）购进合法性审核。

（8）购进药品索取发票。

（9）发票内容与付款流向等一致。

（10）销售药品开具发票，并做到票账货款一致。

（11）药品批发企业经营范围包含体外诊断试剂（药品）的，严重缺陷项目还包括质量管理部门配备主管检验师。

17. 药品零售企业严重缺陷项目内容

（1）药品追溯管理与实施。

（2）依法经营。

（3）诚实守信。

（4）经营条件与经营范围规模相适应。

（5）经营场所配备冷藏药品专用陈列设备。

（6）仓库配备冷藏药品专用储存设备。

（7）购进药品索取发票。

（8）发票内容与付款流向等一致。

18. 药品零售企业销售非处方药的要求

（1）药品零售企业不得采用开架自选的方式销售处方药，也不得采用"捆绑搭售""买商品赠药品""买 N 赠 1""满 N 减 1""满 N 元减 × 元""药品满 N 元包邮（免配送费）"等方式直接或变相赠送销售处方药、甲类非处方药（包括通过网络销售的渠道）。

（2）非人工自助售药设备禁止销售除乙类非处方药外的其他药品。

19. 个人自用少量药品的进出境管理

（1）进出境人员随身携带第一类中的药品类易制毒化学品药品制剂和高锰酸钾，应当以自用且数量合理为限，并接受海关监管；进出境人员不得随身携带规定以外的易制毒化学品。

（2）在个人药品进出境过程中，应尽量携带好正规医疗机构出具的医疗诊断书。

第五章　医疗机构药事管理

第一节　医疗机构药事管理机构和职责

一、医疗机构药事管理的组织机构

1. 药事管理与药物治疗学委员会（组）的组成	①药事管理组织是具有学术研究性质的内部咨询机构，既不是行政管理部门，也不属于常设机构 ②二级以上医院应设立药事管理与药物治疗学委员会 ③其他医疗机构应成立医疗机构药事管理与药物治疗学组
2. 药事管理与药物治疗学委员会（组）的职责	①执行规定：执行法律法规、制定规章制度 ②确定用药目录：制定本机构药品处方集和基本用药供应目录 ③指导合理用药：推动药物治疗相关临床诊疗指南和药物临床应用指导原则的制定与实施，监测、评估本机构药物使用情况，提出干预和改进措施，指导临床合理用药 ④评估用药安全：分析、评估用药风险和药品不良反应、药品损害事件，并提供咨询与指导 ⑤审核购入药品和申报制剂：建立药品遴选制度，审核本机构临床科室申请的新购入药品、调整药品品种或者供应企业和申报医院制剂等事宜 ⑥特殊药品管理：监督、指导麻醉药品、精神药品、医疗用毒性药品及放射性药品的临床使用与规范化管理 ⑦培训医务人员、宣传安全用药：对医务人员进行有关药事管理法律法规、规章制度和合理用药知识教育培训；向公众宣传安全用药知识

二、医疗机构药学部门管理

1. 设置	①三级医院设置药学部，并可根据实际情况设置二级科室 ②二级医院设置药剂科 ③其他医疗机构设置药房

续表

2. 药学部门负责人要求	①二级以上医院药学部门负责人应当具有高等学校药学专业或者临床药学专业本科以上学历，及本专业高级技术职务任职资格 ②除诊所、卫生所、医务室、卫生保健所、卫生站以外的其他医疗机构药学部门负责人应当具有高等学校药学专业专科以上或者中等学校药学专业毕业学历，及药师以上专业技术职务任职资格
3. 药学部门职责	具体负责药品管理、药学专业技术服务和药事管理工作
4. 医院药师职责	①供应配制：负责药品采购供应、处方或者用药医嘱审核、药品调剂、静脉用药集中调配和医院制剂配制，指导病房（区）护士请领、使用与管理药品 ②药学服务：参与临床药物治疗，进行个体化药物治疗方案的设计与实施，开展药学查房，为患者提供药学专业技术服务 ③药物治疗：参加查房、会诊、病例讨论和疑难、危重患者的医疗救治，协同医师做好药物使用遴选，对临床药物治疗提出意见或调整建议，与医师共同对药物治疗负责 ④处方审核：开展抗菌药物临床应用监测，实施处方点评与超常预警，促进药物合理使用 ⑤质量监测：开展药品质量监测，药品严重不良反应和药品损害的收集、整理、报告等工作 ⑥信息咨询：掌握与临床用药相关的药物信息，提供用药信息与药学咨询服务，向公众宣传合理用药知识 ⑦临床研究：结合临床药物治疗实践，进行药学临床应用研究；开展药物利用评价和药物临床应用研究；参与新药临床试验和新药上市后安全性与有效性监测

三、药学专业技术人员配备比例

药学专业技术人员配备要求	二级综合医院	三级综合医院
占本机构卫生专业技术人员比例	不得少于8%	不得少于8%
药剂科有药学本科学历占药学专业技术人员总数	不低于20%	不低于30%
具有副高级以上药学专业资格	不低于6%	不低于13%
教学医院中具有副高级以上药学专业资格	—	不低于15%

第二节 医疗机构药品供应管理

一、医疗机构药品采购管理

1. 药品采购管理	①采购药品的品种、规格以医疗机构药事管理与药物治疗学委员会制定的本机构用药目录为依据 ②药品采购品种限制：一品两规，同一通用名称药品的品种，注射剂型和口服剂型各不得超过2种，处方组成类同的复方制剂1～2种，特殊情况除外 ③医疗机构合理设置临床必需急（抢）救药品库存警戒线，原则上库存不少于3个月的用量
2. 公立医院药品集中采购	(1) 合理确定采购范围和采购量：每种药品采购的剂型原则上不超过3种，每种剂型对应的规格原则上不超过2种。遴选儿童用药（仅限于药品说明书中有明确儿童适应症和儿童用法用量的药品）时，可不受"一品两规"和药品总品种数限制 (2) 实行药品分类采购：医院使用的所有药品（不含中药饮片）均应通过省级药品集中采购平台采购 ①招标采购：临床用量大、采购金额高、多家企业生产的基本药物和非专利药品 ②谈判采购：部分专利药品、独家生产药品 ③直接挂网采购：妇儿专科非专利药品、急（抢）救药品、基础输液、临床用量小的药品和常用低价药品以及暂不列入招标采购的药品 ④定点生产：对临床必需、用量小、市场供应短缺的药品，由国家招标定点生产、议价采购。政府办基层医疗卫生机构和公立医院应按照统一价格从定点生产企业采购相应品种 ⑤仍按现行规定采购：麻醉药品和第一类精神药品、防治传染病和寄生虫病的免费用药、国家免疫规划疫苗、中药饮片
3. 加强药品购销合同管理	对违反合同约定，配送不及时或拒绝提供配送服务的企业，省级药品采购机构应督促其限期整改；逾期不改正的，取消中标资格，记入药品采购不良记录并向社会公布，公立医院2年内不得采购其药品
4. 完善药品集中带量采购协议期满后的接续工作	①对于集中带量采购协议期满的药品，应坚持分类接续带量采购 ②医保部门汇总医疗机构报送的需求总量，结合带量比例确定约定采购量，原则上不少于上一年度约定采购量

二、医疗机构药品质量管理

1. 个人设置的门诊部、诊所配备药品	个人设置的门诊部、诊所等医疗机构只能配备常用药品和急救药品
2. 药品采购管理制度	医疗机构应当制订本医疗机构药品采购工作流程；建立健全药品成本核算和账务管理制度
3. 药品统一采购	医疗机构临床使用的药品应当由药学部门统一采购供应。经药事管理与药物治疗学委员会（组）审核同意，核医学科可以购用、调剂本专业所需的放射性药品
4. 资料保存期限	①首次购进药品的，供货单位有效证明文件保存期限不得少于5年 ②购进药品票据保存不得少于3年，且不少于药品有效期满后1年 ③药品购进验收记录保存不得少于3年，且不少于药品有效期满后1年

第三节　处方管理

一、处方内容

1. 前记	医疗机构名称、费别、患者姓名、性别、年龄、门诊或住院病历号、科别或病区和床位号、临床诊断、开具日期等，可添列特殊要求的项目。麻醉药品和第一类精神药品处方还应当包括患者身份证明编号，代办人姓名、身份证明编号
2. 正文	以R、Rp或Rx标示，分列药品名称、剂型、规格、数量、用法用量
3. 后记	医师签名或者加盖专用签章，药品金额以及审核、调配、核对、发药药师签名或者加盖专用签章

二、处方颜色与保存年限

处方类别	处方颜色	右上角标注	保存年限	处方外购	处方有效期
麻醉药品和第一类精神药品处方	淡红色	麻、精一	3年	限制	当日有效，延长不超过3日
第二类精神药品处方	白色	精二	2年	限制	

续表

处方类别	处方颜色	右上角标注	保存年限	处方外购	处方有效期
急诊处方	淡黄色	急诊	1 年	不限制	当日有效，延长不超过 3 日
儿科处方	淡绿色	儿科	1 年	限制	
普通处方	白色	—	1 年	不限制	
医疗用毒性药品	—		2 年	限制	

三、处方书写规则

1. 信息填写	患者一般情况、临床诊断填写清晰、完整，并与病历记载相一致
2. 限定 1 人	每张处方限于一名患者的用药
3. 修改签名	处方应字迹清楚，不得涂改；如需修改，应当在修改处签名并注明修改日期
4. 规范书写	①药品名称应当使用规范的中文名称书写，没有中文名称的可以使用规范的英文名称书写，医疗机构或者医师、药师不得自行编制药品缩写名称或者使用代号 ②书写药品名称、剂量、规格、用法、用量要准确规范，药品用法可用规范的中文、英文、拉丁文或者缩写体书写，但不得使用"遵医嘱""自用"等含糊不清字句
5. 年龄体重	患者年龄应当填写实足年龄，新生儿、婴幼儿写日、月龄，必要时要注明体重
6. 开具处方	西药和中成药可以分别开具处方，也可以开具一张处方，中药饮片应当单独开具处方
7. 限定 5 种	开具西药、中成药处方，每一种药品应当另起一行，每张处方不得超过 5 种药品
8. 饮片处方	①中药饮片处方的书写，一般应当按照"君、臣、佐、使"的顺序排列 ②调剂、煎煮的特殊要求注明在药品右上方，并加括号，如布包、先煎、后下等 ③对饮片的产地、炮制有特殊要求的，应当在药品名称之前写明
9. 用法用量	药品用法用量应当按照药品说明书规定的常规用法用量使用，特殊情况需要超剂量使用时，应当注明原因并再次签名

续表

10. 注明诊断	除特殊情况外，应当注明临床诊断
11. 空白斜线	开具处方后的空白处划一斜线以示处方完毕
12. 签名备案	处方医师的签名式样和专用签章应当与院内药学部门留样备查的式样相一致，不得任意改动，否则应当重新登记留样备案

四、处方权的获得

1. 执业医师处方权	经注册的执业医师在执业地点取得相应的处方权
2. 执业助理医师处方权	经注册的执业助理医师在医疗机构开具的处方，应当经所在执业地点执业医师签名或加盖专用签章后方有效。经注册的执业助理医师在乡、民族乡、镇、村的医疗机构独立从事一般的执业活动，可以在注册的执业地点取得相应的处方权
3. 试用期人员开具处方	试用期人员开具处方，应当经所在医疗机构有处方权的执业医师审核并签名或加盖专用签章后方有效
4. 麻醉药品和第一类精神药品处方权的获得	①执业医师经过本单位的麻精药品使用知识和规范化管理的培训，并考核合格后取得麻醉药品和第一类精神药品的处方权 ②执业医师取得处方权后，方可在本机构开具麻醉药品和第一类精神药品处方，但不得为自己开具该类药品处方

五、处方限量

1. 处方一般用量

处方类别	处方用量
普通处方	一般不得超过 7 日用量
急诊处方	一般不得超过 3 日用量
长期处方	①长期处方的处方量一般在 4 周内；根据慢性病特点，病情稳定的患者适当延长，最长不超过 12 周 ②超过 4 周的长期处方，医师应当严格评估，强化患者教育，并在病历中记录，患者通过签字等方式确认

2. 麻醉药品、精神药品处方用量

	剂型	门（急）诊		住院
		一般患者	癌症疼痛患者和中、重度慢性疼痛患者	
麻醉药品和第一类精神药品	注射剂	一次常用量	不超过 3 日常用量	1 日常用量
	其他剂型	不超过 3 日常用量	不超过 7 日常用量	
	控缓释制剂	不超过 7 日常用量	不超过 15 日常用量	
第二类精神药品	所有剂型	不超过 7 日常用量；对于慢性病或某些特殊情况的患者，处方用量可以适当延长，医师应当注明理由		
特殊情况		①第一类精神药品哌醋甲酯：用于治疗儿童多动症时，每张处方不得超过 15 日常用量 ②麻醉药品盐酸二氢埃托啡：处方为一次常用量，仅限于二级以上医院内使用 ③麻醉药品盐酸哌替啶：处方为一次常用量，仅限于医疗机构内使用		

六、处方审核

1. 处方审核的基本要求	药师是处方审核工作的第一责任人
2. 处方审核的依据和流程	（1）处方审核常用临床用药依据：国家药品管理相关法律法规和规范性文件、药品临床应用指导原则、临床诊疗指南和药品说明书等 （2）处方审核流程 ①药师接收待审核处方，对处方进行合法性、规范性、适宜性审核 ②若经审核判定为合理处方，药师在纸质处方上手写签名（或加盖专用印章）、在电子处方上进行电子签名，处方经药师签名后进入收费和调配环节 ③若经审核判定为不合理处方，由药师负责联系处方医师，请其确认或重新开具处方，并再次进入处方审核流程

七、处方审核内容

1. 合法性审核	①处方开具人是否取得医师资格，并执业注册 ②处方医师是否在执业地点取得处方权 ③麻醉药品、第一类精神药品、医疗用毒性药品、放射性药品、抗菌药物等药品处方，是否由具有相应处方权的医师开具
2. 规范性审核	①处方是否符合规定的标准和格式，处方医师签名或加盖的专用签章有无备案，电子处方是否有处方医师的电子签名 ②处方前记、正文和后记是否符合规定，文字是否正确、清晰、完整 ③条目是否规范。中药饮片、中药注射剂要单独开具处方
3. 适宜性审核	①西药及中成药处方，应当审核以下项目：处方用药与诊断是否相符；规定必须做皮试的药品，是否注明过敏试验及结果的判定；处方剂量、用法是否正确，单次处方总量是否符合规定；选用剂型与给药途径是否适宜；是否有重复给药和相互作用情况；是否存在配伍禁忌；是否有用药禁忌；溶媒的选择、用法用量是否适宜，静脉输注的药品给药速度是否适宜；是否存在其他用药不适宜情况 ②中药饮片处方，应当审核以下项目：中药饮片处方用药与中医诊断（病名和证型）是否相符；饮片的名称、炮制品选用是否正确，煎法、用法、脚注等是否完整、准确；毒麻贵细饮片是否按规定开方；特殊人群用药是否有禁忌使用的药物；是否存在其他用药不适宜情况

八、处方的调剂

1. 调剂人员资格要求	依法经资格认定的药师或者其他药学技术人员
2. 调剂流程	①收方 ②审查处方 ③调配处方 ④包装与贴标签 ⑤核对处方 ⑥发药与指导用药

续表

3. 调剂处方"四查十对"原则	①查处方，对科别、姓名、年龄 ②查药品，对药名、剂型、规格、数量 ③查配伍禁忌，对药品性状、用法用量 ④查用药合理性，对临床诊断
4. 住院调剂	住院（病房）药品调剂室对注射剂按日剂量配发，对口服制剂药品实行单剂量调剂配发
5. 静脉用药集中调配	①肠外营养液、危害药品和其他静脉用药应当实行集中调配供应 ②静脉用药调配中心（室）由所在地区的市级以上卫生健康主管部门组织技术审核、验收，报省级卫生健康主管部门备案
6. 处方外配规定	①已上线医保电子处方中心的统筹地区，定点医疗机构应通过电子处方中心提供处方外配服务。支持将电子处方打印成纸质处方 ②暂未上线医保电子处方中心的统筹地区，定点医疗机构开具的纸质处方须经本院医保医师签名并加盖外配处方专用章后有效 ③定点医疗机构将涉及参保人的所有外配处方（纸质处方复印）留存备查，保存期限不少于2年

九、处方点评

1. 处方点评的界定	处方点评是根据相关法规、技术规范，对处方书写的规范性及药物临床使用的适宜性（用药适应症、药物选择、给药途径、用法用量、药物相互作用、配伍禁忌等）进行评价，发现存在或潜在的问题，制定并实施干预和改进措施，促进临床药物合理应用的过程
2. 处方点评的实施	三级以上医院应当逐步建立健全专项处方点评制度
3. 处方点评的结果	①处方点评结果分为合理处方和不合理处方。不合理处方包括不规范处方、用药不适宜处方及超常处方 ②有下列情况之一的，应当判定为超常处方：无适应症用药；无正当理由开具高价药；无正当理由超说明书用药；无正当理由为同一患者同时开具2种以上药理作用相同药物的

第四节　医疗机构制剂管理

一、医疗机构制剂的界定

1. 医疗机构制剂的界定	医疗机构制剂，是指医疗机构根据本单位临床需要经批准而配制、自用的固定处方制剂
2. 医疗机构配制制剂管理	取得《医疗机构制剂许可证》的医疗机构配制制剂，须经所在地省级药监部门批准后发给制剂批准文号，方可配制

二、医疗机构制剂的质量管理

1. 医疗机构制剂室的设立条件	应当有能够保证制剂质量的设施、管理制度、检验仪器和卫生环境
2. 人员管理方面	制剂室和药检室的负责人应具有大专以上药学或相关专业学历，具有相应管理的实践经验。制剂室和药检室的负责人不得互相兼任
3. 质量检验合格	医疗机构制剂质量检验一般由医疗机构的药检室负责，医疗机构制剂检验合格后，凭医师处方使用
4. 使用管理方面	医疗机构制剂配发、收回应有记录

三、《医疗机构制剂许可证》的管理

1. 许可证核发	由省级药监部门核发
2. 许可证许可项目内容	由药监部门核准的许可事项为：制剂室负责人、配制地址、配制范围、有效期限

续表

3. 许可证的变更	①许可事项变更：指制剂室负责人、配制地址、配制范围的变更 ②变更许可证许可事项的，变更前30日，向原批准机关申请变更登记 ③医疗机构增加配制范围或改变配制地址的，应经省级药监部门验收合格后，依法办理变更登记
	①登记事项变更：医疗机构名称、医疗机构类别、法定代表人、注册地址 ②医疗机构变更登记事项的，在有关部门核准变更30日内，向原发证机关申请《医疗机构许可证》变更登记
4. 换发和缴销	①有效期为5年，期满前6个月申请向省级药监部门提出换证申请 ②终止配制制剂或者关闭的，由原发证机关缴销许可证

四、医疗机构制剂注册管理

1. 审批	医疗机构制剂的申请人应当是持有《医疗机构执业许可证》并取得《医疗机构制剂许可证》的医疗机构
2. 制剂批准文号有效期	有效期为3年，有效期届满前3个月申请再注册
3. 制剂批准文号格式	×药制字H（Z）+4位年号+4位流水号 ×—省、自治区、直辖市简称，H—化学制剂，Z—中药制剂
4. 不需要取得制剂批准文号的情形	仅应用传统工艺配制的中药制剂品种，向医疗机构所在地省级药监部门备案后即可配制，不需要取得制剂批准文号
5. 委托配制中药制剂	医疗机构配制中药制剂，应当取得医疗机构制剂许可证，或委托取得药品生产许可证的药品生产企业、取得医疗机构制剂许可证的其他医疗机构配制中药制剂。委托配制中药制剂，应当向委托方所在地省级药监部门备案
6. 医疗机构配制制剂品种范围	①应是本单位临床需要而市场上没有供应的品种 ②"市场上没有供应的品种"包括国内尚未批准上市及虽批准上市但某些性质不稳定或有效期短的制剂，市场上不能满足的不同规格、剂量的制剂，临床常用而疗效确切的协定处方制剂，其他临床需要的以及科研用的制剂等

续表

7. 不得作为医疗机构制剂申报的品种	①市场上已有供应的品种 ②含有未经国家药品监督管理局批准的活性成分的品种 ③除变态反应原外的生物制品 ④中药注射剂 ⑤中药、化学药组成的复方制剂 ⑥医疗用毒性药品、放射性药品
8. 配制麻醉药品和精神药品	对临床需要而市场无供应的麻醉药品和精神药品，持有医疗机构制剂许可证和印鉴卡的医疗机构需要配制制剂的，应当经所在地省级药监部门批准

五、医疗机构制剂的调剂使用

1. 使用管理	①医疗机构制剂一般只能是本医院自用，不得调剂使用 ②医疗机构制剂不得在市场上销售，不得发布医疗机构制剂广告
2. 调剂使用情形	特殊情况（灾情、疫情、突发事件或临床急需市场没有供应时），经国家药品监督管理局（在各省之间进行调剂或国家药品监督管理局规定的特殊制剂的调剂）或省级药监部门（在省内进行调剂）批准可以在指定的医疗机构之间调剂使用
3. 质量管理	取得制剂批准文号的医疗机构应当对调剂使用的医疗机构制剂的质量负责

六、医疗机构中药制剂管理

1. 中药制剂管理	①医疗机构配制的中药制剂品种，应当依法取得制剂批准文号 ②但仅应用传统工艺配制的中药制剂品种，向医疗机构所在地省级药监部门备案后即可配制，不需要取得制剂批准文号
2. 传统中药制剂备案格式	×药制备字 Z + 4 位年号 + 4 位顺序号 + 3 位变更顺序号（首次备案 3 位变更顺序号为 000）。× 为省份简称
3. 备案管理的传统中药制剂	①由中药饮片经粉碎或仅经水或油提取制成的固体（丸剂、散剂、丹剂、锭剂等）、半固体（膏滋、膏药等）和液体（汤剂等）传统剂型 ②由中药饮片经水提取制成的颗粒剂以及由中药饮片经粉碎后制成的胶囊剂 ③由中药饮片用传统方法提取制成的酒剂、酊剂

续表

4. 传统中药制剂不得备案的情形	①不得作为医疗机构制剂申报的情形 ②与市场上已有供应品种相同处方的不同剂型品种 ③中药配方颗粒	
5. 不良反应监测	医疗机构对中药制剂品种严格履行不良反应报告责任	

第五节 药物临床应用管理

一、药物临床应用管理规定

1. 加强医疗机构药品安全管理	药品来源、去向可追溯
2. 提高医师临床合理用药水平	医师要遵循合理用药原则，能口服不肌注，能肌注不输液，依据相关疾病诊疗规范、用药指南和临床路径合理开具处方，优先选用国家基本药物、国家组织集中采购和使用药品及国家医保目录药品
3. 强化药师或其他药学技术人员对处方的审核	建立处方点评和医师约谈制度，重点跟踪监控辅助用药、医院超常使用的药品
4. 加强合理用药管理和绩效考核	—
5. 开展药品使用监测和临床综合评价	推广应用统一的药品编码
6. 规范药品推广和公立医疗机构药房管理	①公立医疗机构不得承包、出租药房，不得向营利性企业托管药房，不得以任何形式开设营利性药店 ②企业不得以任何形式参与医疗机构的药事管理工作
7. 建立药品不良反应、用药错误和药品损害事件监测报告制度	①医疗机构应按规定向相关部门报告药品不良反应，用药错误和药品损害事件应当立即向所在地县级卫生健康主管部门报告 ②建立国家、省两级药品使用监测平台和国家、省、地市、县四级药品使用监测网络

二、抗菌药物的界定

抗菌药物是指治疗细菌、支原体、衣原体、立克次体、螺旋体、真菌等病原微生物所致感染性疾病病原的药物，不包括治疗结核病、寄生虫病和各种病毒所致感染性疾病的药物以及具有抗菌作用的中药制剂。

三、抗菌药物分级管理

分级	划分标准	处方权	处方权和调剂权获得	抗菌药物应用
非限制使用级	经长期临床应用证明安全、有效，对细菌耐药性影响较小，价格相对较低的抗菌药物	初级、在乡的执业助理医师及乡村医生	二级以上医院由本医疗机构培训，其他医疗机构由县以上卫生健康主管部门培训	预防感染、治疗轻度或局部感染首选
限制使用级	经长期临床应用证明安全、有效，对细菌耐药性影响较大，或者价格相对较高的抗菌药物	中级以上		严重感染、免疫功能低下合并感染或病原菌只对限制使用级抗菌药物敏感时
特殊使用级	具有以下情形之一：①具有明显或者严重不良反应，不宜随意使用的抗菌药物②需要严格控制使用，避免细菌过快产生耐药的抗菌药物③疗效、安全性方面的临床资料较少的抗菌药物④价格昂贵的抗菌药物	高级		①不得在门诊使用，经高级专业技术人员会诊同意后使用②强化碳青霉烯类以及替加环素等特殊使用级管理③因抢救生命垂危患者时，医师可以越级使用抗菌药物，于24小时内补办手续

四、抗菌药物分级管理目录及采购

1. 分级管理目录和供应目录制定	医疗机构按省级卫生健康主管部门制定的抗菌药物分级管理目录，制定本机构抗菌药物供应目录，并向核发其《医疗机构执业许可证》的卫生健康主管部门备案
2. 抗菌药物购进品规	同一通用名称抗菌药物品种，注射剂型和口服剂型各不得超过 2 种。具有相似或者相同药理学特征的抗菌药物不得重复列入供应目录。其中碳青霉烯类抗菌药物注射剂型严格控制在 3 个品规内
3. 优先选用品种	①医疗机构按药品通用名称购进抗菌药物，优先选用《国家基本药物目录》《国家处方集》和《国家基本医疗保险、工伤保险和生育保险药品目录》收录的抗菌药物品种 ②基层医疗卫生机构只能选用基本药物中的抗菌药物品种
4. 临时采购	同一通用名抗菌药物品种启动临时采购程序原则上每年不得超过 5 例次。如果超过 5 例次，应当讨论是否列入本机构抗菌药物供应目录。调整后的抗菌药物供应目录总品种数不得增加

五、抗菌药物遴选和定期评估制度

1. 医疗机构遴选制度	抗菌药物管理工作组 2/3 以上成员审议同意，并经药事管理与药物治疗学委员会 2/3 以上委员审核同意后方可列入采购供应目录
2. 医疗机构定期评估制度	①抗菌药物品种或者品规存在安全隐患、疗效不确定、耐药率高、性价比差或者违规使用等情况的，临床科室、药学部门、抗菌药物管理工作组可以提出清退或者更换意见 ②清退意见经抗菌药物管理工作组 1/2 以上成员同意后执行，并报药事管理与药物治疗学委员会备案；更换意见经药事管理与药物治疗学委员会讨论通过后执行 ③清退或者更换的抗菌药物品种或者品规原则上 12 个月内不得重新进入本机构抗菌药物供应目录

六、细菌耐药监测

主要目标细菌耐药率	采取措施
①超过 30% 的抗菌药物	及时将预警信息通报本机构医务人员
②超过 40% 的抗菌药物	慎重经验用药
③超过 50% 的抗菌药物	参照药敏试验结果选用
④超过 75% 的抗菌药物	暂停针对此目标细菌的临床应用，根据追踪细菌耐药监测结果，再决定是否恢复临床应用

七、抗菌药物临床应用异常情况

抗菌药物临床应用异常情况
①使用量异常增长的抗菌药物
②半年内使用量始终居于前列的抗菌药物
③经常超适应症、超剂量使用的抗菌药物
④企业违规销售的抗菌药物
⑤频繁发生严重不良事件的抗菌药物

八、药师被取消其药物调剂资格的情形

取消药物调剂资格的情形	采取措施
①未按照规定审核抗菌药物处方与用药医嘱，造成严重后果的	①医疗机构取消其药物调剂资格（二级以上医院由医疗机构取消，基层医院由县级卫生健康主管部门取消）
②发现处方不适宜未进行干预且无正当理由的	②调剂资格被取消后，6个月内不得恢复
③发现超常处方未进行干预且无正当理由的	

九、抗肿瘤药物的用药管理

1. 抗肿瘤药物分级管理	①限制使用级抗肿瘤药物（具有下列特点之一）：药物毒副作用大，纳入毒性药品管理，适应症严格，禁忌证多，须由具有丰富临床经验的医务人员使用，使用不当可能对人体造成严重损害的抗肿瘤药物；上市时间短、用药经验少的新型抗肿瘤药物；价格昂贵、经济负担沉重的抗肿瘤药物
	②普通使用级抗肿瘤药物：除限制使用级抗肿瘤药物外的其他抗肿瘤药物
	抗肿瘤药物分级管理目录由医疗机构制订

续表

2. 抗肿瘤药物遴选和评估管理	①医疗机构根据本机构肿瘤疾病诊疗需求制订抗肿瘤药物供应目录，并定期调整 ②对于临床优势明显、安全性高或临床急需、无可替代的创新药物，简化引进流程，及时纳入抗肿瘤药物供应目录 ③对于存在重大安全隐患、疗效不确定、成本－效果比差或者严重违规使用等情况的抗肿瘤药物，临床科室、药学部门、抗肿瘤药物管理工作组应当提出清退或者更换意见，经药事管理与药物治疗学委员会讨论通过后执行。清退或者更换的抗肿瘤药物品种或者品规原则上12个月内不得重新进入抗肿瘤药物供应目录
3. 抗肿瘤药物的采购和供应管理	①药品由药学部门统一采购供应 ②临时采购供应目录以外抗肿瘤药物的，由临床科室提出申请，经本机构抗肿瘤药物管理工作组审核同意后，由药学部门临时一次性购入使用
4. 抗肿瘤药物相关人员培训和考核	①二级以上医疗机构应当定期对本机构抗肿瘤药物相关的医师、药师、护士进行抗肿瘤药物临床应用知识培训并进行考核 ②其他医疗机构的医师、药师、护士，由县级以上卫生健康行政部门或其指定的医疗机构组织相关培训并考核
5. 抗肿瘤药物的处方和调配管理	①医疗机构明确可以开具限制使用级和普通使用级抗肿瘤药物处方的医师应当满足的条件。医师按照被授予的处方权开具相应级别的抗肿瘤药物 ②抗肿瘤药物处方应当由经过抗肿瘤药物临床应用知识培训并考核合格的药师审核和调配 ③抗肿瘤药物的调配应当设置专门区域，实行相对集中调配，并做好医务人员职业防护。设有静脉用药调配中心的医疗机构，应进行集中调配；静脉用药调配人员应当经过相应培训并考核合格

续表

6. 抗肿瘤药物的循证使用管理	①原则上，在病理确诊结果出具前，医师不得开具抗肿瘤药物进行治疗 ②国家卫生健康委发布的诊疗规范、临床诊疗指南、临床路径或药品说明书规定需进行基因靶点检测的靶向药物，使用前需经靶点基因检测，确认患者适用后方可开具 ③在尚无更好治疗手段等特殊情况下，对药品说明书中未明确但具有循证医学证据的药品用法进行严格管理 ④首次抗肿瘤药物治疗方案应当由肿瘤诊疗能力强的医疗机构或省级卫生健康行政部门按照相应标准和程序遴选的其他医疗机构制订并实施

十、抗肿瘤药物临床应用监测

1. 处方点评	医疗机构应当通过治疗效果评估、处方点评等方式加强抗肿瘤药物临床应用的日常管理，并每半年至少开展一次专项处方点评
2. 不良反应监测	制订抗肿瘤药物使用应急预案，对出现外漏或严重不良反应的，要及时启动应急预案
3. 合理应用管理	医疗机构应当根据各临床科室专业特点，科学设定抗肿瘤药物临床合理应用管理指标，定期评估抗肿瘤药物合理应用管理情况

十一、抗肿瘤药物的监督管理

1. 抗肿瘤药物临床应用监测	国家卫生健康委建立全国抗肿瘤药物临床应用监测网，定期发布全国抗肿瘤药物临床应用监测报告
2. 处方权管理	医疗机构应当对出现超常处方3次以上且无正当理由的医师提出警告，限制其处方权；限制处方权后，仍连续2次以上出现超常处方且无正当理由的，取消其处方权

十二、国家重点监控合理用药药品目录管理

1. 纳入目录管理的药品	①应是临床使用不合理问题较多、使用金额异常偏高、对用药合理性影响较大的化学药品和生物制品 ②重点包括辅助用药、抗肿瘤药物、抗微生物药物、质子泵抑制剂、糖皮质激素、肠外营养药物等
2. 目录更新管理	目录更新调整的时间原则上不短于3年，纳入目录管理的药品品种一般为30个
3. 目录调整	包括启动调整、地方遴选推荐、专家汇总、公布结果4个阶段
4. 监控管理	纳入本《目录》的药品，按照要求加强重点监控；未纳入本《目录》的药品，应当持续监控至少满1年后可不再监控

高频考点速记

1. 药事管理与药物治疗学委员会

（1）设置：二级以上医院应当设立药事管理与药物治疗学委员会，其他医疗机构应当成立药事管理与药物治疗学组。

（2）主要职责：①制定本医疗机构药品处方集和基本用药供应目录；②监测、评估本医疗机构药物使用情况，指导临床合理用药；③建立药品遴选制度，审核本临床科室申请的新购入药品、调整药品品种或者供应企业和申报医院制剂等事宜。

2. 医院药师的工作职责：①负责药品采购供应、处方或者用药医嘱审核、药品调剂、静脉用药集中调配和医院制剂配制，指导病房（区）护士请领、使用与管理药品；②参与临床药物治疗，进行个体化药物治疗方案的设计与实施，开展药学查房，为患者提供药学专业技术服务；③参加查房、会诊、病例讨论和疑难、危重患者的医疗救

治，协同医师做好药物使用遴选，对临床药物治疗提出意见或调整建议，与医师共同对药物治疗负责。

3. 药品采购品种限制：同一通用名称药品的品种，注射剂型和口服剂型各不得超过 2 种，处方组成类同的复方制剂 1~2 种。

4. 药品分类采购

（1）招标采购药品：临床用量大、采购金额高、多家企业生产的基本药物和非专利药品。

（2）谈判采购药品：部分专利药品、独家生产药品。

（3）直接挂网采购药品：妇儿专科非专利药品、急（抢）救药品、基础输液、临床用量小的药品和常用低价药品。

（4）国家定点生产的药品：临床必需、用量小、市场供应短缺的药品。

5. 处方颜色和保存年限

（1）处方颜色

①普通处方的印刷用纸为白色。

②急诊处方印刷用纸为淡黄色，右上角标注"急诊"。

③儿科处方印刷用纸为淡绿色，右上角标注"儿科"。

④麻醉药品和第一类精神药品处方印刷用纸为淡红色，右上角标注"麻、精一"。

⑤第二类精神药品处方印刷用纸为白色，右上角标注"精二"。

（2）医疗机构处方保存年限

①普通处方、急诊处方、儿科处方保存期限为 1 年。

②医疗用毒性药品处方保存期限为 2 年。

③开具蛋白同化制剂、肽类激素的处方应保存 2 年。

④第二类精神药品处方至少保存 2 年。

⑤麻醉药品和第一类精神药品处方至少保存3年。

⑥外配处方不少于2年。

6. 处方书写规则

(1) 药品名称应当使用规范的中文名称书写，没有中文名称的可以使用规范的英文名称书写；医疗机构或者医师、药师不得自行编制药品缩写名称或者使用代号；书写药品名称、剂量、规格、用法、用量要准确规范，药品用法可用规范的中文、英文、拉丁文或者缩写体书写，但不得使用"遵医嘱""自用"等含糊不清字句。

(2) 患者年龄应当填写实足年龄，新生儿、婴幼儿写日、月龄，必要时要注明体重。

(3) 西药和中成药可以分别开具处方，也可以开具一张处方，中药饮片应当单独开具处方。

(4) 开具西药、中成药处方，每一种药品应当另起一行，每张处方不得超过5种药品。

(5) 药品用法用量应当按照药品说明书规定的常规用法用量使用，特殊情况需要超剂量使用时，应当注明原因并再次签名。

7. 麻醉药品和第一类精神药品的处方权

(1) 执业医师应当经过麻醉药品和精神药品使用知识和规范化管理的培训，并考核合格后取得麻醉药品和第一类精神药品的处方权。

(2) 医师取得麻醉药品和第一类精神药品处方权后，方可在本医疗机构开具麻醉药品和第一类精神药品处方，但不得为自己开具该类药品处方。

[记忆口诀] 制剂自配自检自用，无广告

8. 对比记忆

(1) 处方一般不得超过7日用量；急诊处方一般不得

超过 3 日用量。

（2）为门（急）诊一般患者开具的麻醉药品和第一类精神药品注射剂，每张处方为一次常用量；控缓释制剂，每张处方不得超过 7 日常用量；其他剂型，每张处方不得超过 3 日常用量。

（3）为门（急）诊癌症疼痛患者和中、重度慢性疼痛患者开具的麻醉药品、第一类精神药品注射剂，每张处方不得超过 3 日常用量；控缓释制剂，每张处方不得超过 15 日常用量；其他剂型，每张处方不得超过 7 日常用量。

（4）第二类精神药品一般每张处方不得超过 7 日常用量；对于慢性病或某些特殊情况的患者，处方用量可以适当延长，医师应当注明理由。

（5）为住院患者开具的麻醉药品和第一类精神药品处方应当逐日开具，每张处方为 1 日常用量。

（6）哌醋甲酯用于治疗儿童多动症时，每张处方不得超过 15 日常用量。

（7）对于需要特别加强管制的麻醉药品，盐酸二氢埃托啡处方为一次常用量，仅限于二级以上医院内使用；盐酸哌替啶处方为一次常用量，仅限于医疗机构内使用。

（8）根据患者诊疗需要，长期处方的处方量一般在 4 周内；根据慢性病特点，病情稳定的患者适当延长，最长不超过 12 周。

［记忆口诀］急 3 普 7，长期 4、12，门（急）诊麻精一 137 癌重 3715，住院麻精一 1，精二 7，哌酯儿 15，埃托哌替 1

9. 调剂处方"四查十对"原则

（1）查处方，对科别、姓名、年龄。

（2）查药品，对药名、剂型、规格、数量。

（3）查配伍禁忌，对药品性状、用法用量。

（4）查用药合理性，对临床诊断。

［记忆口诀］处方对科别，药品对药名，禁忌对性状，合理对诊断

10. 西药及中成药处方适宜性审核

（1）处方用药与诊断是否相符。

（2）规定必须做皮试的药品，是否注明过敏试验及结果的判定。

（3）处方剂量、用法是否正确，单次处方总量是否符合规定。

（4）选用剂型与给药途径是否适宜。

（5）是否有重复给药和相互作用情况，包括西药、中成药、中成药与西药、中成药与中药饮片之间是否存在重复给药和有临床意义的相互作用。

（6）是否存在配伍禁忌。

（7）是否有用药禁忌：儿童、老年人、孕妇及哺乳期妇女、脏器功能不全患者用药是否有禁忌使用的药物，患者用药是否有食物及药物过敏史禁忌证、诊断禁忌证、疾病史禁忌证与性别禁忌证。

（8）溶媒的选择、用法用量是否适宜，静脉输注的药品给药速度是否适宜。

11. 对比记忆

（1）医疗机构配制制剂，应当经所在地省（区、市）药品监督管理部门批准，取得医疗机构制剂许可证。

（2）医疗机构委托配制中药制剂，应当向委托方所在地省（区、市）药品监督管理部门备案。

12. 对比记忆

（1）医疗机构配制的制剂，应是本单位临床需要而市

场上没有供应的品种，并应经所在地省（区、市）药品监督管理部门批准，取得医疗机构制剂批准文号方可配制。

（2）仅应用传统工艺配制的中药制剂品种，向医疗机构所在地省（区、市）药品监督管理部门备案后即可配制，不需要取得制剂批准文号。

13. 对比记忆

（1）《医疗机构制剂许可证》有效期为 5 年，有效期届满前 6 个月申请换证。

（2）医疗机构制剂批准文号的有效期为 3 年，有效期届满前 3 个月申请再注册。

14. 不得作为医疗机构制剂申报的情形：①市场上已有供应的品种。②含有未经国家药品监督管理部门批准的活性成分的品种。③除变态反应原外的生物制品。④中药注射剂。⑤中药、化学药组成的复方制剂。⑥医疗用毒性药品、放射性药品。

15. 医疗机构制剂的使用：①由医疗机构的药检室负责质量检验，检验合格后，凭医师处方在本医院使用。②不得在市场上销售，不得发布广告。

16. 对比记忆

（1）非限制使用级抗菌药物：①经长期临床应用证明安全、有效，对细菌耐药性影响较小，价格相对较低的抗菌药物。②预防感染、治疗轻度或者局部感染应当首选。③具有初级专业技术职务任职资格的医师，在乡、民族乡、镇、村的医疗机构独立从事一般执业活动的执业助理医师以及乡村医生，可授予非限制使用级抗菌药物处方权。

（2）限制使用级抗菌药物：①经长期临床应用证明安全、有效，对细菌耐药性影响较大，或者价格相对较高的抗菌药物。②严重感染、免疫功能低下合并感染或者病原菌只对限制使用级抗菌药物敏感时方可选用。③具有中级以上专业技术职务任职资格的医师，可授予限制使用级抗菌药物处方权。

（3）特殊使用级抗菌药物：①具有明显或者严重不良反应，不宜随意使用的抗菌药物；需要严格控制使用，避免细菌过快产生耐药的抗菌药物；疗效、安全性方面的临床资料较少的抗菌药物；价格昂贵的抗菌药物。②不得在门诊使用，经相关人员会诊同意后，由具有相应处方权医师开具处方。③具有高级专业技术职务任职资格的医师，可授予特殊使用级抗菌药物处方权。

（4）强化碳青霉烯类以及替加环素等特殊使用级抗菌药物管理。因抢救生命垂危患者时，医师可以越级使用抗菌药物。越级使用抗菌药物应当详细记录用药指征，并应当于24小时内补办越级使用抗菌药物的必要手续。

17. 对比记忆

（1）主要目标细菌耐药率超过30%的抗菌药物，应当及时将预警信息通报本医疗机构医务人员。

（2）主要目标细菌耐药率超过40%的抗菌药物，应当慎重经验用药。

（3）主要目标细菌耐药率超过50%的抗菌药物，应当参照药敏试验结果选用。

（4）主要目标细菌耐药率超过75%的抗菌药物，应当暂停针对此目标细菌的临床应用，根据追踪细菌耐药监测结果，再决定是否恢复临床应用。

［记忆口诀］30通报、40慎重、50参选、75暂停

18. 对比记忆

（1）限制使用级抗肿瘤药物：①药物毒副作用大，纳入毒性药品管理，适应症严格，禁忌证多，须由具有丰富

临床经验的医务人员使用，使用不当可能对人体造成严重损害的抗肿瘤药物；②上市时间短、用药经验少的新型抗肿瘤药物；③价格昂贵、经济负担沉重的抗肿瘤药物。

（2）普通使用级抗肿瘤药物：除限制使用级抗肿瘤药物外的其他抗肿瘤药物。

第六章 中药管理

🖝 必备考点精编

第一节 中药与中药传承创新发展

一、中药分类

1. 中药材	①中药材是指来源于药用植物、药用动物等资源，经规范化的种植、养殖、采收和产地加工后，用于生产中药饮片、中药制剂的药用原料 ②除毒性中药材和罂粟壳之外，通常情况下的中药材是农副产品，不能直接用于药品生产或入药配伍使用。只有当其经过适当加工处理，符合中药饮片生产的投料要求后，才能列为进入药用渠道的中药材，即药品概念下的中药材
2. 中药饮片	①中药饮片是指在中医药理论指导下，根据辨证施治和调剂、制剂的需要，对产地初加工的中药材进行特殊加工炮制后形成的制成品 ②只有中药饮片才可直接用于临床配方或制剂生产，中医处方调配和中成药生产投料均应为中药饮片，中药材不可直接入药
3. 中药配方颗粒	①中药配方颗粒是由单味中药饮片经水提、分离、浓缩、干燥、制粒而成的颗粒，在中医药理论指导下，按照中医临床处方调配后，供患者冲服使用 ②中药配方颗粒的质量监督纳入中药饮片管理范畴
4. 中成药	"成药"是根据疗效确切、应用范围广泛的处方、验方或秘方，具备一定质量规格，批量生产供应的药物

二、国家关于中药传承创新发展的相关政策

1.《关于促进中医药传承创新发展的意见》中关于大力推动中药质量提升和产业高质量发展要求	①加强中药材质量控制 ②促进中药饮片和中成药质量提升 ③改革完善中药注册管理 ④加强中药质量安全监管

续表

2.《关于促进中药传承创新发展的实施意见》中关于中药注册要求	①遵循中药研制规律，鼓励医疗机构制剂向中药新药创制转化，支持多种方式研制中药复方制剂 ②推动开展中药多区域临床试验规范性研究能力与体系建设 ③支持以提升临床应用优势和特点为目的，运用符合产品特点的新技术、新工艺研制中药新剂型、改进已上市中药剂型 ④鼓励挖掘已上市中药的临床治疗潜力，促进已上市中药同品种质量竞争，推动质量提升 ⑤建立以中医临床为导向的中药安全性分类分级评价策略，研究制定具有人用经验中药新药的安全性评价技术标准 ⑥结合中药临床应用特殊情形，明确实施优先审评审批、附条件批准和特别审批的具体情形
3.《关于加快中医药特色发展的若干政策措施》	①优化中药审评审批管理 ②完善中药分类注册管理 优化具有人用经验的中药新药审评审批，建立中医药理论、人用经验、临床试验"三结合"的中药注册审评证据体系
4.《"十四五"中医药发展规划》	①加强中药资源保护与利用 ②加强道地药材生产管理。制定发布全国道地药材目录，构建中药材良种繁育体系 ③提升中药产业发展水平 ④加强中药安全监管

第二节　中药材管理

一、中药材生产质量管理规范

1. 中药材GAP管理	《中药材生产质量管理规范》是中药材规范化生产和质量管理的基本要求，适用于中药材生产企业采用种植（含生态种植、野生抚育和仿野生栽培）、养殖方式规范生产中药材的全过程管理，野生中药材的采收加工可参考该规范

续表

2. 中药材GAP主要内容	①质量管理。企业应当根据中药材生产特点，明确影响中药材质量的关键环节，开展质量风险评估，制定有效的生产管理与质量控制、预防措施 ②机构与人员。企业负责人对中药材质量负责；企业应当配备足够数量并具有和岗位职责相对应资质的生产和质量管理人员；生产、质量的管理负责人应当有中药学、药学或者农学等相关专业大专及以上学历并有中药材生产、质量管理3年以上实践经验，或者有中药材生产、质量管理5年以上的实践经验，且均须经过《中药材生产质量管理规范》的培训 ③基地选址。中药材生产基地一般应当选址于道地产区，在非道地产区选址，应当提供充分文献或者科学数据证明其适宜性。基地选址范围内，企业至少完成一个生产周期中药材种植或者养殖，中药材质量检测数据且符合企业内控质量标准 ④种子种苗或其他繁殖材料。企业应当明确使用种子种苗或其他繁殖材料的基原及种质。企业在一个中药材生产基地应当只使用一种经鉴定符合要求的物种，防止与其他种质混杂；鼓励企业提供复壮种质 ⑤种植与养殖。企业应当根据药用植物生长发育习性和对环境条件的要求等制定种植技术规程和养殖技术规程。鼓励使用经国家批准的微生物肥料及中药材专用肥；自积自用的有机肥须经充分腐熟达到无害化标准，避免掺入杂草、有害物质等；禁止直接施用城市生活垃圾、工业垃圾、医院垃圾和人粪便。优先选用符合国家有关规定的高效、低毒生物农药；尽量减少或避免使用除草剂、杀虫剂和杀菌剂等化学农药；禁止使用剧毒、高毒、高残留农药，以及限制在中药材上使用的其他农药；禁止使用壮根灵、膨大素等生长调节剂调节中药材收获器官生长。不得使用未经登记的进口饲料和饲料添加剂 ⑥采收与产地加工。企业应当制定种植、养殖、野生抚育或仿野生栽培中药材的采收与产地加工技术规程。坚持"质量优先、兼顾产量"原则，参照传统采收经验和现代研究，明确采收年限范围，确定基于物候期的适宜采收时间。应当采用适宜方法保存鲜药材，如冷藏、砂藏、罐贮、生物保鲜等，并明确保存条件和保存时限；原则上不使用保鲜剂和防腐剂，如必须使用应当符合国家相关规定。禁止使用有毒、有害物质用于防霉、防腐、防蛀；禁止染色增重、漂白、掺杂使假等

续表

2. 中药材 GAP 主 要内容	⑦包装、放行与储运。禁止采用肥料、农药等包装袋包装药材；毒性、易制毒、按麻醉药品管理中药材应当使用有专门标记的特殊包装；鼓励使用绿色循环可追溯周转筐。不得使用国家禁用的高毒性熏蒸剂；禁止贮存过程使用硫黄熏蒸。由质量管理负责人签名批准放行。应当分区存放中药材，不同品种、不同批中药材不得混乱交叉存放 ⑧文件。企业应当建立文件管理系统，全过程关键环节记录完整。记录保存至该批中药材销售后至少 3 年以上 ⑨质量检验。企业应当建立质量控制系统，包括相应的组织机构、文件系统以及取样、检验 ⑩内审。企业应当定期组织对本规范实施情况的内审，对影响中药材质量的关键数据定期进行趋势分析和风险评估

二、产地趁鲜切制中药材管理

1. 鲜切药材管理	①中药饮片生产企业可以采购具备健全质量管理体系的产地加工企业生产的产地趁鲜切制中药材用于中药饮片生产 ②中药饮片生产企业对采购的鲜切药材承担质量管理责任，对鲜切药材应当入库验收，按照中药饮片GMP 要求和国家药品标准或者省级中药饮片炮制规范进行净制、炮炙等生产加工，并经检验合格后，方可销售 ③中药饮片生产企业应当在产地加工企业质量追溯基础上进一步完善信息化追溯体系，保证采购的鲜切药材在种植、采收、加工、干燥、包装、仓储及生产的中药饮片炮制、销售等全过程可追溯
2. 中药饮片生产企业禁止类行为	①不得从各类中药材市场或个人等处购进鲜切药材用于中药饮片生产 ②不得从质量管理体系不健全或者不具备质量管理体系的产地加工企业购进鲜切药材用于中药饮片生产 ③不得将采购的鲜切药材直接包装后作为中药饮片销售

三、自种、自采、自用中药材管理

1. 自种、自采、自用中草药的界定	自种、自采、自用中草药是指乡村中医药技术人员自己种植、采收、使用，不需特殊加工炮制的植物中草药
2. 不得自种、自采、自用的中草药	①国家规定需要特殊管理的医疗用毒性中草药 ②麻醉药品原植物 ③濒稀野生植物药材
3. 自种、自采、自用的中草药使用范围	只限于其所在的村医疗机构内使用，不得上市流通，不得加工成中药制剂

四、国家重点保护野生药材物种的分级

分级	界定	野生药材名录	管理规定
一级保护野生药材物种	濒临灭绝状态的稀有珍贵野生药材物种	羚羊角、鹿茸（梅花鹿）、虎骨、豹骨	禁止采猎、自然淘汰、不得出口
二级保护野生药材物种	分布区域缩小，资源处于衰竭状态的重要野生药材物种	鹿茸（马鹿）、麝香、熊胆、穿山甲、蟾酥（毒性药品）、哈蟆油、金钱白花蛇、乌梢蛇、蕲蛇、蛤蚧、甘草、黄连、人参、杜仲、厚朴、黄柏、血竭	限制采猎、限量出口
三级保护野生药材物种	资源严重减少的主要常用野生药材物种	川贝母、伊贝母、刺五加、黄芩、天冬、猪苓、龙胆、防风、远志、胡黄连、肉苁蓉、秦艽、细辛、紫草、五味子、蔓荆子、诃子、山茱萸、石斛、阿魏、连翘、羌活	

五、国家重点保护野生药材物种的管理

1. 国家对穿山甲野外种群及其栖息地实施高强度保护	①穿山甲为国家一级保护野生动物 ②林草部门负责穿山甲资源保护管理，中医药主管部门负责中医医院临床使用穿山甲甲片管理，药监部门负责使用穿山甲甲片的药品生产销售监管 ③进一步加大穿山甲及其栖息地保护管护力度。建立穿山甲人工繁育基地和种质资源库。鼓励支持科研院所、医院、制药企业联合开展穿山甲甲片替代品研究攻关 ④严格穿山甲甲片入药管理，合理压缩消耗用量
2. 国家支持珍稀濒危中药材替代品研制	现阶段重点支持穿山甲、羚羊角、牛黄、熊胆粉、冬虫夏草等珍稀濒危中药材用于中药生产的替代品的研制

六、道地中药材保护

1. 道地中药材的概念与特点	①道地中药材，是指经过中医临床长期应用优选出来的，产在特定地域，与其他地区所产同种中药材相比，品质和疗效更好，且质量稳定，具有较高知名度的中药材 ②特点：品种优良；有适宜的生长环境与采收时间，没有达到一定年限的药材不可药用 ③具有在中医理论指导下良好的疗效
2. 道地中药材管理	①道地中药材生产基地建设。建设濒危稀缺道地药材生产基地，开展野生资源保护和抚育，加强野生抚育与人工种驯化技术研究 ②地理标志产品保护。目前被批准为地理标志的中药材主要为道地药材

七、地区性民间习用药材

1. 地区性民间习用药材的概念	①地区性民间习用药材是指被本草、医籍、方志等记载，且国家药品标准未收载、不具有药品注册标准，而在局部地区有多年药用习惯的中药材 ②从标准角度，包括具有省级中药材标准的和尚不具有法定标准的品种

续表

2. 标准管理	①省级药监部门制定修订地区性民间习用药材的省级中药材标准 ②省中药材标准新增加品种，对具有安全性风险品种的收载应当慎重
3. 生产使用管理	①地区性民间习用药材应当按照合理确定的生长年限、最佳采收期和产地加工方式采收加工，确保药材质量 ②城乡集市贸易市场可以出售地区性民间习用药材，毒性中药品种以及省级中药材标准中明确记载具有剧毒、大毒的中药材除外 ③地区性民间习用药材原则上在产地所在地省级药监部门行政区域内使用，确有临床使用需求的，可以跨省使用 ④地区性民间习用药材应当符合使用地所在地的省级中药材标准。使用地所在地省级药品监督管理部门未制定相应标准的，地区性民间习用药材应当符合生产地所在地的省级中药材标准

八、进口药材管理

1. 药材进口单位	药材进口单位是指办理首次进口药材审批的申请人或者办理进口药材备案的单位，应当是中国境内的中成药上市许可持有人、中药生产企业，以及具有中药材或者中药饮片经营范围的药品经营企业
2. 进口药材申请分类	①首次进口药材：省级药监部门依法对进口药材进行监督管理，并在委托范围内以国家药品监督管理局名义实施首次进口药材审批。首次进口药材按照规定取得进口药材批件后，向口岸药监部门办理备案。首次进口药材，是指非同一国家（地区）、非同一申请人、非同一药材基原的进口药材 ②非首次进口药材：应当按照规定直接向口岸药监部门办理备案。非首次进口药材实行目录管理，具体目录由国家药品监督管理局制定并调整。尚未列入目录，但申请人、药材基原以及国家（地区）均未发生变更的，按照非首次进口药材管理

续表

3. 药品标准	进口的药材应符合国家药品标准
4. 首次进口药材申请与审批	申请人向其所在地省级药监部门申报进口,其所在地省级药检机构承担样品检验工作。对符合要求的,发给一次性进口药材批件
5. 一次性进口药材批件格式	(省、自治区、直辖市简称)药材进字 + 4 位年号 + 4 位顺序号
6. 进口药材的备案	①首次进口药材申请人应当在取得进口药材批件后 1 年内,从进口药材批件注明的到货口岸组织药材进口 ②首次和非首次进口药材,进口单位均应向口岸药监部门办理进口药材备案,领取进口药品通关单。药材经检验合格后,进口单位持进口药品通关单向海关办理报关验放手续
7.《非首次进口药材品种目录》	西洋参、乳香、没药及血竭、西红花、高丽红参、甘草、石斛、豆蔻、沉香、砂仁、胖大海等

九、中药材专业市场管理

1. 中药材专业市场管理	①城乡集市贸易市场不得出售中药材以外的药品 ②除现有 17 个中药材专业市场外,各地一律不得开办新的中药材专业市场 ③中药材市场经营者应完善购进记录、验收、储存、运输、调剂、临方炮制等过程的管理制度和措施
2. 严禁销售	①严禁销售假劣中药材 ②严禁未经批准以任何名义或方式经营中药饮片、中成药和其他药品 ③严禁销售国家规定的 27 种毒性药材 ④严禁非法销售国家规定的 42 种濒危药材

十、食药物质的管理

1. 食药物质的概念	食药物质是指传统作为食品,且列入《中国药典》的物质

续表

2. 纳入食药物质目录的品种	①纳入按照传统既是食品又是中药材的物质目录管理，但只能作为香辛料和调味品使用的物质：当归、山柰、西红花、草果、姜黄、荜茇等 ②纳入按照传统既是食品又是中药材的物质目录：党参、肉苁蓉（荒漠）、铁皮石斛、西洋参、黄芪、灵芝、山茱萸、天麻、杜仲叶、地黄、麦冬、天冬、化橘红等	
3. 食药物质作为食品生产经营时的要求	其标签、说明书、广告、宣传信息等不得涉及疾病预防、治疗功能，不得含有虚假宣传内容	

第三节　中药饮片管理

一、中药饮片生产、经营管理

1. 中药饮片炮制标准	①中药饮片必须按照国家药品标准炮制 ②无国家标准的，必须按照省级药监部门制定的炮制规范炮制
2. 中药饮片生产管理	①生产中药饮片必须持有《药品生产许可证》，遵守 GMP ②必须以中药材为起始原料，使用符合药用标准的中药材，并应尽量固定药材产地 ③必须严格执行国家药品标准和地方中药饮片炮制规范、工艺规程 ④必须在符合药品 GMP 条件下组织生产，出厂的中药饮片应检验合格，并随货附纸质或电子版的检验报告书 ⑤发运中药饮片必须有包装。每件包装上必须注明品名、产地、日期、调出单位等，并附有质量合格的标志
3. 中药饮片经营管理	①批发零售中药饮片必须持有《药品经营许可证》，遵守 GSP ②从药品上市许可持有人或者具有药品生产、经营资格的企业购进药品；但是，购进未实施审批管理的中药材除外

二、毒性中药饮片定点生产和经营管理

1. 定点生产	①毒性中药材的饮片实行定点生产，由国家药监部门统一规划 ②对于市场需求量大、毒性药材生产较多的地区，按省区确定2~3个定点企业 ③对于一些产地集中的毒性中药品种，如朱砂、雄黄、附子等，要全国集中统一定点生产，供全国使用
2. 生产管理	①建立健全毒性中药材的饮片的各项生产管理制度 ②加强毒性中药材的饮片包装管理，包装有突出、鲜明的毒药标志 ③定点生产的毒性中药饮片，应销往具有经营毒性中药饮片资格的经营单位或直销到医疗单位
3. 经营管理	①具有经营毒性中药资格的企业采购毒性中药饮片，必须从持有毒性中药材的饮片定点生产证的中药饮片生产企业和具有经营毒性中药资格的批发企业购进，严禁从非法渠道购进毒性中药饮片 ②毒性中药饮片实行专人、专库（柜）、专账、专用衡器，双人双锁保管

三、中药配方颗粒的监管

1. 备案管理	中药配方颗粒品种实施备案管理，不实施批准文号管理，在上市前由生产企业报所在地省级药监部门备案
2. 生产管理	①生产中药配方颗粒的中药生产企业应当取得《药品生产许可证》，并同时具有中药饮片和颗粒剂生产范围。生产企业应当自行炮制用于中药配方颗粒生产的中药饮片 ②中药配方颗粒生产企业应当履行药品全生命周期的主体责任和相关义务，实施生产全过程管理，建立追溯体系 ③中药配方颗粒的生产过程应符合GMP相关要求。提倡使用道地药材。中药配方颗粒应当按照备案的生产工艺进行生产，并符合国家药品标准或省级药品标准
3. 销售要求	①跨省销售使用中药配方颗粒的，生产企业应当报使用地省级药监部门备案。无国家药品标准的中药配方颗粒跨省使用的，应当符合使用地省级药监部门制定的标准 ②中药配方颗粒不得在医疗机构以外销售 ③医疗机构使用的中药配方颗粒应当通过省级药品集中采购平台阳光采购、网上交易。由生产企业直接配送，或者由生产企业委托药品经营企业配送。接受配送中药配方颗粒的企业不得委托配送

续表

4. 医保支付	中药饮片品种已纳入医保支付范围的，各省级医保部门综合考虑，经专家评审后将与中药饮片对应的中药配方颗粒纳入支付范围，并参照乙类管理
5. 调剂要求	中药配方颗粒调剂设备应当符合中医临床用药习惯，直接接触中药配方颗粒的材料应当符合药用要求。使用的调剂软件应对调剂过程实现可追溯
6. 标签要求	直接接触中药配方颗粒包装的标签至少应当标注备案号、名称、中药饮片执行标准、中药配方颗粒执行标准、规格、生产日期、产品批号、保质期、贮藏、生产企业等

四、医疗机构中药饮片的管理

1. 炮制中药饮片	①对市场上没有供应的中药饮片，医疗机构可以根据本医疗机构医师处方的需要，在本医疗机构内炮制、使用 ②医疗机构炮制中药饮片，应当向所在地区的市级药监部门备案 ③根据临床用药需要，医疗机构可以凭本医疗机构医师的处方对中药饮片进行再加工 ④医院进行临方炮制，应当具备与之相适应的条件和设施，严格遵照国家药品标准和省级药监部门制定的炮制规范炮制，经医院质量检验合格后方可投入临床使用
2. 人员要求	①三级医院应当至少配备1名副主任中药师以上专业技术人员 ②二级医院应当至少配备一名主管中药师以上专业技术人员 ③一级医院应当至少配备一名中药师或相当于中药师以上专业技术水平的人员 ④负责中药饮片临方炮制工作的中药学专业技术人员，应当具有3年以上炮制经验
3. 中药饮片调剂	①中药饮片调剂人员在调配处方时，对存在"十八反""十九畏"、妊娠禁忌、超过常用剂量等可能引起用药安全问题的处方，应当由处方医师确认（"双签字"）或重新开具处方后方可调配 ②中药饮片调配后，必须经复核后方可发出。二级以上医院应当由主管中药师以上专业技术人员负责调剂复核工作，复核率应当达到100% ③罂粟壳不得单方发药，必须凭有麻醉药处方权的执业医师签名的淡红色处方方可调配，每张处方不得超过3日用量，连续使用不得超过7天，处方保存3年备查

第四节　中成药管理

一、中成药通用名称命名

1. 中成药通用名称命名基本原则

(1) "科学简明，避免重名"	①中成药通用名称应科学、明确、简短、不易产生歧义和误导，避免使用生涩语语 ②一般字数不超过 8 个字（民族药除外） ③不应采用低俗、迷信用语 ④名称中应明确剂型，且剂型应放在名称最后 ⑤名称中除剂型外，不应与已有中成药通用名重复，避免同名异方、同方异名的产生
(2) "规范命名，避免夸大疗效"	①一般不应采用人名、地名、企业名称或濒危受保护动、植物名称命名 ②不应采用代号、固有特定含义名词的谐音命名 ③不应采用现代医学药理学、解剖学、生理学、病理学或治疗学的相关用语命名。如：癌、消炎、降糖、降压、降脂等 ④不应采用夸大、自诩、不切实际的用语。如：强力、速效、御制、秘制以及灵、宝、精等
(3) "体现传统文化特色"	①中成药命名可借鉴古方命名充分结合美学观念的优点 ②名称中所采用的具有文化特色的用语应当具有明确的文献依据或公认的文化渊源，并避免夸大疗效

2. 已上市中成药通用名称命名的规范

(1) 必须更名	①明显夸大疗效，误导医师和患者 ②名称不正确、不科学，有低俗用语和迷信色彩 ③处方相同而药品名称不同，药品名称相同或相似而处方不同
(2) 可不更名或不予更名	①药品名称有地名、人名、姓氏，药品名称中有"宝""精""灵"等，但品种有一定的使用历史，已经形成品牌，公众普遍接受的，可不更名 ②来源于古代经典名方的各种中成药制剂不予更名
(3) 过渡期	①中成药通用名称更名工作由国家药典委员会负责 ②新的通用名称批准后，给予 2 年过渡期，过渡期内采取新名称后括注老名称的方式

二、古代经典名方中药复方制剂的管理

1. 古代经典名方的中药复方制剂的目录	古代经典名方，是指至今仍广泛应用、疗效确切、具有明显特色与优势的古代中医典籍所记载的方剂。具体目录由国务院中医药主管部门会同药监部门制定
2. 实施简化注册审批的中药复方制剂	来源于国家公布目录中的古代经典名方且无上市品种（已按规定简化注册审批上市的品种除外）的中药复方制剂申请上市，符合以下条件的： ①处方中不含配伍禁忌或药品标准中标识有"剧毒""大毒"及经现代毒理学证明有毒性的药味 ②处方中药味及所涉及的药材均有国家药品标准 ③制备方法与古代医籍记载基本一致 ④除汤剂可制成颗粒剂外，剂型应当与古代医籍记载一致 ⑤给药途径与古代医籍记载一致，日用饮片量与古代医籍记载相当 ⑥功能主治应当采用中医术语表述，与古代医籍记载基本一致 ⑦适用范围不包括传染病，不涉及孕妇、婴幼儿等特殊用药人群
3. 古代经典名方的中药复方制剂的管理	①生产符合国家规定条件的来源于古代经典名方的中药复方制剂，在申请药品批准文号时，可以仅提供非临床安全性研究资料，免报药效学研究及临床试验资料 ②经典名方制剂的药品名称原则上应当与古代医籍中的方剂名称相同。经典名方制剂的药品说明书中明确本品仅作为处方药供中医临床使用

三、中药品种保护

	中药一级保护品种	中药二级保护品种
1. 适用范围	①适用于中国境内生产制造的中药品种，包括中成药、天然药物及其制剂和中药人工制成品 ②申请专利的中药品种，不适用《中药品种保护条例》	

续表

2. 申请条件	①对特定疾病有特殊疗效的 ②相当于国家一级保护野生药材物种的人工制成品 ③用于预防和治疗特殊疾病的	①符合上述一级保护的品种或者已经解除一级保护的品种 ②对特定疾病有显著疗效的 ③从天然药物中提取的有效物质及特殊制剂
3. 保护期限	分别为 30 年、20 年、10 年；期满前 6 个月申请延期，延期不得超过第一次批准的保护期限	保护期限为 7 年；期满前 6 个月申请延期，可延期 7 年
4. 保护措施	①中药一级保护品种的处方组成、工艺制法，在保护期限内由获得《中药保护品种证书》的生产企业和有关的药监部门、单位和个人负责保密，不得公开。向国外转让中药一级保护品种的处方组成、工艺制法的，应当按照国家有关保密的规定办理 ②除临床用药紧缺的中药保护品种另有规定外，被批准保护的中药品种，在保护期内限于由获得《中药保护品种证书》的企业生产。对临床用药紧缺的中药保护品种的仿制，须经国家药监部门批准并发给批准文号 ③中药保护品种在保护期内向国外申请注册的，须经国家药监部门批准		

四、中药注射剂管理

1. 中药注射剂生产管理	①药品生产企业应严格按照 GMP 组织生产，加强中药注射剂生产全过程的质量管理和检验，确保中药注射剂生产质量 ②加强中药注射剂销售管理，必要时应能及时全部召回售出药品
2. 中药注射剂临床使用管理	①中药注射剂应当在医疗机构内凭医师处方使用，医疗机构应当制定对过敏性休克等紧急情况进行抢救的规程 ②医疗机构要加强对中药注射剂临床使用的管理。中药注射剂应单独使用，禁忌与其他药品混合配伍使用 ③医疗机构要加强中药注射剂不良反应（事件）的监测和报告工作

🔖高频考点速记

1. 对比记忆

（1）乡村中医药技术人员不得自种自采自用以下中草药：①国家规定需特殊管理的医疗用毒性中草药；②国家规定需特殊管理的麻醉药品原植物；③国家规定需特殊管理的濒稀野生植物药材。

（2）乡村中医药技术人员自种自采自用的中草药：只限于其所在的村医疗机构内使用，不得上市流通，不需特殊加工炮制，不得加工成中药制剂。

2. 对比记忆

（1）一级保护野生药材物种：濒临灭绝状态的稀有珍贵野生药材物种。禁止采猎，不得出口。包括：虎骨、豹骨、羚羊角、鹿茸（梅花鹿）。

（2）二级保护野生药材物种：分布区域缩小，资源处于衰竭状态的重要野生药材物种。包括：鹿茸（马鹿）、麝香、熊胆、穿山甲、蟾酥、哈蟆油、金钱白花蛇、乌梢蛇、蕲蛇、蛤蚧、甘草、黄连、人参、杜仲、厚朴、黄柏、血竭。

（3）三级保护野生药材物种：资源严重减少的主要常用野生药材物种。包括：川贝母、伊贝母、刺五加、黄芩、天冬、猪苓、龙胆、防风、远志、胡黄连、肉苁蓉、秦艽、细辛、紫草、五味子、蔓荆子、诃子、山茱萸、石斛、阿魏、连翘、羌活。

[记忆口诀]一级濒稀禁采、二级衰竭重要、三级严重常用；保护名录：一级，虎豹羚羊梅花鹿；二级，一马牧草射蟾酥，二黄双合穿厚杜，三蛇狂饮人熊血；三级，紫薇丰萸赠猪肉，川味黄连送石斛，荆诃刺秦赴远东，胆大细心也难活

3. 地区性民间习用药材

（1）省级药品监督管理部门制定修订地区性民间习用药材的省级中药材标准。

（2）地区性民间习用药材应当按照合理确定的生长年限、最佳采收期和产地加工方式采收加工，确保药材质量。

4. 对比记忆

（1）药材进口单位：中国境内的中成药上市许可持有人、中药生产企业，以及具有中药材或者中药饮片经营范围的药品经营企业。

（2）首次进口药材申请：省（区、市）药品监督管理部门对符合要求的，发给一次性进口药材批件。

（3）《非首次进口药材品种目录》的中药材进口品种：西洋参、乳香、没药及血竭、西红花、高丽红参、甘草、石斛、豆蔻、沉香、砂仁、胖大海等。

5. 中药材专业市场管理

（1）城乡集市贸易市场可以出售中药材，国务院另有规定的除外。

（2）严禁销售假劣中药材，严禁未经批准以任何名义或方式经营中药饮片、中成药和其他药品，严禁销售国家规定的 27 种毒性药材，严禁非法销售国家规定的 42 种濒危药材。

（3）严禁从事饮片分包装、改换标签等活动。

6. 中药饮片生产、经营管理

（1）中药饮片应当按照国家药品标准炮制；国家药品标准没有规定的，应当按照省（区、市）药品监督管理部门制定的炮制规范炮制。

（2）生产中药饮片必须持有《药品生产许可证》，应当遵守药品生产质量管理规范；必须以中药材为起始原料，使用符合药用标准的中药材（购进未实施审批管理的中药材除外），并应尽量固定药材产地。

（3）必须在符合药品 GMP 条件下组织生产，出厂的中药饮片应检验合格，并随货附纸质或电子版的检验报告书。

（4）批发零售中药饮片必须持有《药品经营许可证》，遵守药品经营质量管理规范；应当从药品上市许可持有人或者具有药品生产、经营资格的企业购进药品；但是，购进未实施审批管理的中药材除外。

（5）中药饮片调剂人员应当具有中药学中专以上学历或者具备中药调剂员资格。

7. 毒性中药饮片定点生产和经营管理

（1）对于市场需求量大，毒性药材生产较多的地区定点要合理布局，相对集中，按省区确定 2~3 个定点企业。

（2）对于一些产地集中的毒性中药材品种，如朱砂、雄黄、附子等，要全国集中统一定点生产，供全国使用。

（3）定点生产的毒性中药饮片，应销往具有经营毒性中药饮片资格的经营单位或直销到医疗单位。

（4）毒性中药饮片实行专人、专库（柜）、专账、专用衡器，双人双锁保管。

8. 中药配方颗粒的管理

（1）备案管理：中药配方颗粒品种实施备案管理，不实施批准文号管理，在上市前由生产企业报所在地省（区、市）药品监督管理部门备案。

（2）生产管理：生产中药配方颗粒的中药生产企业应当取得《药品生产许可证》，并同时具有中药饮片和颗粒剂生产范围。

（3）销售要求：跨省销售使用中药配方颗粒的，生产企业应当报使用地省（区、市）药品监督管理部门备案。

中药配方颗粒不得在医疗机构以外销售。

9. 医疗机构中药饮片管理的规定

（1）对市场上没有供应的中药饮片，医疗机构可以根据本医疗机构医师处方的需要，在本医疗机构内炮制、使用。

（2）医疗机构炮制中药饮片，应当向所在地设区的市级人民政府药品监督管理部门备案。

（3）根据临床用药需要，医疗机构可以凭本医疗机构医师的处方对中药饮片进行再加工。

10. 医疗机构调剂中药饮片：对存在"十八反""十九畏"、妊娠禁忌、超过常用剂量等可能引起用药安全问题的处方，应当由处方医师确认（"双签字"）或重新开具处方后方可调配。

11. 中成药通用名称命名

（1）"科学简明，避免重名"原则：①中成药通用名称应科学、明确、简短、不易产生歧义和误导，避免使用生涩用语。一般字数不超过8个字（民族药除外）。②不应采用低俗、迷信用语。③名称中应明确剂型，且剂型应放在名称最后。④名称中除剂型外，不应与已有中成药通用名重复，避免同名异方、同方异名的产生。

（2）"规范命名，避免夸大疗效"原则：①中成药通用名称一般不应采用人名、地名、企业名称或濒危受保护动、植物名称命名。②不应采用代号、固有特定含义名词的谐音命名。③不应采用现代医学药理学、解剖学、生理学、病理学或治疗学的相关用语命名。④不应采用夸大、自诩、不切实际的用语。如：强力、速效、御制、秘制以及灵、宝、精等（名称中含药材名全称及中医术语的除外）。

（3）"体现传统文化特色"原则：中成药命名可借鉴古方命名充分结合美学观念的优点，使中成药的名称既科学规范，又体现一定的中华传统文化底蕴。

12. 中成药通用名称更名工作由国家药典委员会负责。新的通用名称批准后，给予2年过渡期，过渡期内采取新名称后括注老名称的方式。

（1）必须更名：明显夸大疗效，误导医师和患者；名称不正确、不科学，有低俗用语和迷信色彩；处方相同而药品名称不同，药品名称相同或相似而处方不同。

（2）可不更名：对于药品名称有地名、人名、姓氏，药品名称中有"宝""精""灵"等，但品种有一定的使用历史，已经形成品牌，公众普遍接受。

（3）不予更名：来源于古代经典名方的各种中成药制剂不予更名。

13. 古代经典名方中药复方制剂的注册管理：生产符合国家规定条件的来源于古代经典名方的中药复方制剂，在申请药品批准文号时，可以仅提供非临床安全性研究资料，免报药效学研究及临床试验资料。

14. 来源于国家公布目录中的古代经典名方且无上市品种（已按规定简化注册审批上市的品种除外）的中药复方制剂申请上市，符合以下条件的，实施简化注册审批：①处方中不含配伍禁忌或药品标准中标识有"剧毒""大毒"及经现代毒理学证明有毒性的药味。②处方中药味及所涉及的药材均有国家药品标准。③制备方法与古代医籍记载基本一致。④除汤剂可制成颗粒剂外，剂型应当与古代医籍记载一致。⑤给药途径与古代医籍记载一致，日用饮片量与古代医籍记载相当。⑥功能主治应当采用中医术语表述，与古代医籍记载基本一致。⑦适用范围不包括传染病，不涉及孕妇、婴幼儿等特殊用药人群。

15.《中药品种保护条例》的适用范围：适用于中国境内生产制造的中药品种，包括中成药、天然药物的提取物及其制剂和中药人工制品。申请专利的中药品种，不适用《中药品种保护条例》。

16. 对比记忆

（1）中药一级保护品种：保护期限分别为 30 年、20 年、10 年，保护期满前 6 个月申请延长保护期，不得超过第一次批准的保护期限。①对特定疾病有特殊疗效的。②相当于国家一级保护野生药材物种的人工制成品。③用于预防和治疗特殊疾病的。

（2）中药二级保护品种：保护期限为 7 年，保护期满前 6 个月申请延长保护期，时间为 7 年。①符合上述一级保护的品种或者已经解除一级保护的品种。②对特定疾病有显著疗效的。③从天然药物中提取的有效物质及特殊制剂。

［记忆口诀］一级品种，一级特殊，期限 30、20、10，延期不超过第一次。二级品种，符合一级显著有效，期限 7 年，延期 7 年

17. 中药保护品种的保护措施

（1）中药一级保护品种的处方组成、工艺制法在保护期内由获得《中药保护品种证书》的生产企业和有关的药品监督管理部门、单位和个人负责保密，不得公开。负有保密责任的有关部门、企业和单位应按照国家有关规定，建立必要的保密制度。

（2）向国外转让中药一级保护品种的处方组成、工艺制法，应当按照国家有关保密的规定办理。

（3）除临床用药紧张的中药保护品种另有规定外，被

批准保护的中药品种在保护期内仅限于已获得《中药保护品种证书》的企业生产。

（4）中药保护品种在保护期内向国外申请注册时，必须经过国家药品监督管理部门批准同意。

［记忆口诀］中药一级保密，保护期凭证生产，国外注册国药批

第七章　实行特殊管理的药品管理

必备考点精编

第一节　疫苗管理

一、疫苗分类和管理部门

1. 疫苗的界定	为预防、控制传染病的发生、流行，用于人体免疫接种的预防性生物制品
2. 疫苗的分类	**免疫规划疫苗** 指居民应当按照政府的规定接种的疫苗，政府免费向居民提供，接种单位接种免疫规划疫苗不得收取任何费用 ①国家免疫规划确定的疫苗 ②省人民政府在执行国家免疫规划时增加的疫苗 ③县级以上人民政府或者其卫生健康主管部门组织的应急接种或者群体性预防接种所使用的疫苗
	非免疫规划疫苗 由居民自愿接种的其他疫苗。接种单位接种非免疫规划疫苗，除收取疫苗费用外，还可以收取接种服务费
3. 疫苗的包装标识	①纳入国家免疫规划的疫苗制品的最小外包装上，须标明"免费"字样以及"免疫规划"专用标识（图案颜色为宝石蓝色） ②国家免疫规划的疫苗包括：乙肝疫苗、卡介苗、脊灰疫苗、百白破疫苗、白破疫苗、麻疹疫苗、麻腮风疫苗、A群流脑疫苗、A＋C群流脑疫苗、乙脑疫苗、甲肝疫苗、出血热疫苗、炭疽疫苗、钩端螺旋体疫苗，以及各省级人民政府增加的免费向公民提供的疫苗
4. 管理部门及职责	国家药监部门负责全国疫苗监督管理工作。国家卫生健康主管部门负责全国预防接种监督管理工作

二、疫苗采购和配送要求

1. 疫苗采购	①国家免疫规划疫苗由国务院卫生健康主管部门会同国务院财政部门等组织集中招标或者统一谈判，形成并公布中标价格或者成交价格，各省实行统一采购 ②国家免疫规划疫苗以外的其他免疫规划疫苗、非免疫规划疫苗由各省通过省级公共资源交易平台组织采购
2. 疫苗的销售与配送	①境外疫苗持有人原则上应当指定境内一家具备冷链药品质量保证能力的药品批发企业统一销售其同一品种疫苗，履行在销售环节的义务，并承担责任 ②疫苗上市许可持有人在销售疫苗时，应当提供加盖其印章的批签发证明复印件或者电子文件；销售进口疫苗的，还应当提供加盖其印章的进口药品通关单复印件或者电子文件 ③疫苗上市许可持有人应当按照采购合同约定，向疾病预防控制机构或者疾病预防控制机构指定的接种单位配送疫苗。疫苗上市许可持有人、疾病预防控制机构可以自行配送疫苗，也可以委托配送疫苗。疾病预防控制机构配送非免疫规划疫苗可以收取储存、运输费用，收费标准由省价格主管部门会同财政部门制定 ④在同一省级行政区域内选取疫苗区域配送企业原则上不得超过2家 ⑤疫苗上市许可持有人委托配送疫苗的，应当及时将委托配送疫苗品种信息及评估情况分别向持有人所在地和接收疫苗所在地省级药品监督管理部门报告。疾病预防控制机构委托配送企业配送疫苗的，应当向同级药品监督管理部门和卫生健康主管部门报告。接受委托配送的企业不得再次委托 ⑥疫苗非临床研究、临床研究及血液制品生产等特殊情形所需的疫苗，相关使用单位向所在地省级药品监督管理部门报告后，可向疫苗上市许可持有人或者疾病预防控制机构采购
3. 证明文件记录保存	疫苗上市许可持有人应当按照规定，建立真实、准确、完整的销售记录，并保存至疫苗有效期满后不少于5年备查。疾病预防控制机构、接种单位、疫苗配送单位应当按照规定，建立真实、准确、完整的接收、购进、储存、配送、供应记录，并保存至疫苗有效期满后不少于5年备查。疾病预防控制机构、接种单位接收或者购进疫苗时，应当索取本次运输、储存全过程温度监测记录，并保存至疫苗有效期满后不少于5年备查

三、疫苗全程冷链储运管理制度

疫苗在储存、运输全过程中应当处于规定的温度环境，冷链储存、运输应当符合要求，并定时监测、记录温度。

四、疫苗上市后风险管理

1. 疫苗上市后研究	疫苗上市许可持有人应当建立健全疫苗全生命周期质量管理体系，制定并实施疫苗上市后风险管理计划，开展疫苗上市后研究，对疫苗的安全性、有效性和质量可控性进行进一步确证
2. 变更备案或批准	生产工艺、生产场地、关键设备等发生变更的，应当进行评估、验证，按规定备案或者报告；变更可能影响疫苗安全性、有效性和质量可控性的，应经国家药监部门批准
3. 更新说明书、标签	疫苗上市许可持有人应当根据疫苗上市后研究、预防接种异常反应等情况持续更新说明书、标签，并按照规定申请核准或者备案。国家药监部门应当在其网站上及时公布更新后的疫苗说明书、标签内容
4. 风险报告制度	疫苗上市许可持有人应当建立疫苗质量回顾分析和风险报告制度，每年将疫苗生产流通、上市后研究、风险管理等情况按照规定如实向国家药监部门报告
5. 注销疫苗注册证书	对预防接种异常反应严重或者其他原因危害人体健康的疫苗，国家药监部门应当注销该疫苗的药品注册证书

第二节　血液制品管理

血液制品生产管理、经营管理和进出口审批

1. 血液制品生产管理	①新建、改建或者扩建血液制品生产单位，经国家药监部门根据总体规划进行立项审查同意后，由省级药监部门依照规定审核批准 ②血液制品生产单位必须达到药品 GMP 规定的标准，经国家药监部门审查合格，方可从事血液制品的生产活动

续表

2. 血液制品的上市许可	血液制品生产单位生产国内已经生产的品种，必须依法向国家药监部门申请产品批准文号
3. 血液制品的原料管理	使用有产品批准文号并经国家药品生物制品检定机构逐批检定合格的体外诊断试剂，对原料血浆进行全面复检。原料血浆经复检发现有血液途径传播的疾病的，必须通知供应血浆的单采血浆站，并及时上报所在地省卫生健康主管部门
4. 血液制品经营管理	①开办血液制品经营单位，由省级药监部门审核批准 ②血液制品经营单位应当具备与所经营的产品相适应的储存条件和熟悉所经营品种的业务人员
5. 进出口血液制品的审批	国家药监部门负责全国进出口血液制品的审批及监督管理

第三节　麻醉药品和精神药品管理

一、麻醉药品和精神药品的界定和管理部门

1. 麻醉药品和精神药品的分类	按照药用类和非药用类分类列管
2. 非药用类麻醉药品和精神药品目录	①目录由国务院公安部门会同国务院药品监督管理部门、国务院卫生主管部门制定、调整并公布 ②对非药用类麻醉药品和精神药品，可以依照规定进行实验研究，不得生产、经营、使用、储存、运输
3. 药用类麻醉药品和精神药品目录	①目录由国务院药品监督管理部门会同国务院公安部门、国务院卫生主管部门制定、调整并公布 ②对药用类麻醉药品和精神药品，可以依照规定进行实验研究、生产、经营、使用、储存、运输 ③国家建立麻醉药品和精神药品追溯管理体系。国务院药品监督管理部门应当制定统一的麻醉药品和精神药品追溯标准和规范

二、麻醉药品和精神药品目录

1. 麻醉药品	可卡因、罂粟浓缩物（包括罂粟果提取物、罂粟果提取物粉）、二氢埃托啡、地芬诺酯、芬太尼、氢可酮、氢吗啡酮、美沙酮、吗啡（包括吗啡阿托品注射液）、阿片（包括复方樟脑酊、阿桔片）、羟考酮、哌替啶、瑞芬太尼、舒芬太尼、蒂巴因、可待因、右丙氧芬、双氢可待因、乙基吗啡、福尔可定、布桂嗪、罂粟壳、奥赛利定、泰吉利定、阿芬太尼
2. 第一类精神药品	哌醋甲酯、司可巴比妥、丁丙诺啡、γ-羟丁酸、氯胺酮、马吲哚、三唑仑、咪达唑仑原料药和注射剂；口服固体制剂每剂量单位含羟考酮碱大于5毫克，且不含其他麻醉药品、精神药品或药品类易制毒化学品的复方制剂；每剂量单位含氢可酮碱大于5毫克，且不含其他麻醉药品、精神药品或药品类易制毒化学品的复方口服固体制剂
3. 第二类精神药品	异戊巴比妥、戊巴比妥、巴比妥、苯巴比妥、阿普唑仑、艾司唑仑、瑞马唑仑（包括其可能存在的盐、单方制剂和异构体）、咪达唑仑（除原料药、注射剂以外的其他单方制剂）、氯硝西泮、地西泮、氟西泮、劳拉西泮、硝西泮、奥沙西泮、格鲁米特、喷他佐辛、甲丙氨酯、匹莫林、唑吡坦、丁丙诺啡透皮贴剂、布托啡诺及其注射剂、咖啡因、安钠咖、地佐辛及其注射剂、麦角胺咖啡因片、氨酚氢可酮片、曲马多、扎来普隆、佐匹克隆（包括其盐、异构体和单方制剂）、含可待因复方口服液体制剂（包括口服溶液剂、糖浆剂）、丁丙诺啡与纳洛酮的复方口服固体制剂、苏沃雷生、吡仑帕奈、依他佐辛、曲马多复方制剂、地达西尼、依托咪酯（在中国境内批准上市的含依托咪酯的药品制剂除外）、莫达非尼、右美沙芬、地芬诺酯复方制剂、纳呋拉啡、氯卡色林；口服固体制剂每剂量单位含羟考酮碱不超过5毫克，且不含其他麻醉药品、精神药品或药品类易制毒化学品的复方制剂；每剂量单位含氢可酮碱不超过5毫克，且不含其他麻醉药品、精神药品或药品类易制毒化学品的复方口服固体制剂

三、麻醉药品和精神药品生产

1. 生产总量控制	国家根据麻醉药品和精神药品的医疗、国家储备和企业生产所需原料的需要确定需求总量，并对其种植和生产实行总量控制
2. 年度种植计划	国家药品监督管理局制定麻醉药品和精神药品年度生产计划，国家药品监督管理局和农业部共同制定麻醉药品原植物年度种植计划和种植单位
3. 定点生产	国家对麻醉药品和精神药品的生产实行定点生产制度。定点生产企业布局和数量由国家药品监督管理局确定
4. 生产许可	麻醉药品和精神药品的定点生产企业，由省级药监部门审批
5. 不得委托加工	经批准的定点生产的麻醉药品和精神药品不得委托加工

四、麻醉药品和精神药品批发管理

	全国性批发企业	区域性批发企业	专门从事第二类精神药品批发企业
1. 界定	跨省（区、市）从事麻醉药品和第一类精神药品批发业务的药品经营企业称为全国性批发企业	在本省（区、市）从事麻醉药品和第一类精神药品批发业务的药品经营企业称为区域性批发企业	—
2. 定点经营资格审批	国家药品监督管理局批准	省级药监部门批准	省级药监部门批准

		全国性批发企业	区域性批发企业	专门从事第二类精神药品批发企业
3.	经营范围	麻醉药品、第一类精神药品、第二类精神药品批发		第二类精神药品批发
4.	定点批发企业布局	麻醉药品和第一类精神药品定点批发企业布局由国家药品监督管理局确定。经营企业不得经营麻和一类精原料药,但供医疗、科研教学用的小包装原料药可由国家药品监督管理局规定的批发企业经营		—
5.	定点批发企业具备条件	①有符合《麻醉药品和精神药品管理条例》规定的麻醉药品和精神药品储存条件 ②有通过网络实施企业安全管理和向药品监督管理部门报告经营信息的能力 ③单位及其工作人员 2 年内没有违反有关禁毒的法律、行政法规规定的行为 ④符合国务院药品监督管理部门公布的定点批发企业布局 ⑤有保证供应责任区域内医疗机构所需麻醉药品和第一类精神药品的能力 ⑥有保证麻醉药品和第一类精神药品安全经营的管理制度		
6.	购进管理	从定点生产企业购进	①从全国性批发企业购进 ②经区域性批发企业所在地省级药监部门批准,从定点生产企业购进	①从第二类精神药品定点生产企业购进 ②从具有第二类精神药品经营资格的定点批发企业购进

续表

	全国性批发企业	区域性批发企业	专门从事第二类精神药品批发企业
7. 销售对象	①区域性批发企业 ②经医疗机构所在地省级药监部门批准，有《麻醉药品、第一类精神药品购用印鉴卡》的医疗机构	①本省内取得资格的医疗机构 ②需就近向其他省医疗机构销售时，应经区域性批发企业所在地省级药监部门批准 ③区域性批发企业之间因医疗急需、运输困难等特殊情况需要调剂麻醉药品和第一类精神药品，应在调剂后2日内将调剂情况分别报所在地省级药监部门备案	①定点生产企业 ②具有第二类精神药品经营资格的定点批发企业 ③医疗机构 ④从事第二类精神药品零售的药品零售连锁企业
8. 销售配送	向医疗机构销售麻醉药品和第一类精神药品时，必须送货上门，医疗机构不得自行提货		—
9. 禁止现金交易	企业、单位之间购销麻醉药品和精神药品禁止使用现金交易，个人合法购买者除外		

五、麻醉药品和精神药品零售管理

1. 不得零售	麻醉药品和第一类精神药品不得零售
2. 连锁零售	经所在地设区的市级药监部门批准，实行三"统一"的药品零售连锁企业可以从事第二类精神药品零售业务
3. 不得委托配送	药品零售连锁企业门店所零售的第二类精神药品，应由本企业直接配送，不得委托配送
4. 凭方销售	零售第二类精神药品必须凭执业医师处方销售，一般每张处方不得超过 7 日常用量。处方应经执业药师或其他依法经过资格认定的药学技术人员复核
5. 不得销售给未成年人	零售企业不得向未成年人销售第二类精神药品，在难以确定购药者是否为未成年人的情况下，可查验购药者身份证明
6. 罂粟壳销售	必须凭盖有乡镇卫生院以上医疗机构公章的医师处方配方使用，不准生用，严禁单味零售

六、麻醉药品和精神药品使用审批

使用单位	购买药品	购进渠道	批准部门
医疗机构	麻醉药品和第一类精神药品	凭印鉴卡到本区域内的定点批发企业（省级卫生健康主管部门向其通报取得《印鉴卡》的医院名单）购买	经市级卫生健康主管部门批准，取得《麻醉药品、第一类精神药品购用印鉴卡》

七、麻醉药品和精神药品使用管理

1. 取得《印鉴卡》的必备条件	①有与使用麻醉药品和第一类精神药品相关的诊疗科目 ②有经过培训的、专职从事管理的药学专业技术人员 ③有获得处方资格的执业医师 ④有保证安全储存的设施和管理制度

续表

2.《印鉴卡》的有效期	有效期为 3 年，期满前 3 个月重新申请。有效期满需换领新卡的医疗机构，还应当提交原《印鉴卡》有效期期间内麻醉药品、第一类精神药品使用情况
3.《印鉴卡》内容	医疗机构名称、地址、法人代表（负责人）、医疗管理部门负责人、药学部门负责人、采购人员等
4. 处方管理	调配处方时双核对双签名（调配人、核对人）并登记
5. 借用规定	①医疗机构抢救患者急需麻醉药品和第一类精神药品而本医疗机构无法提供时 ②可以从其他医疗机构或者定点批发企业紧急借用，抢救结束后及时向市级药监部门和卫生健康主管部门备案
6. 配制规定	对临床需要而市场无供应的麻醉药品和精神药品，持有医疗机构制剂许可证和印鉴卡的医疗机构需要配制制剂的，应当经所在地省（区、市）药品监督管理部门批准

八、麻醉药品和精神药品储存要求

	麻醉药品和第一类精神药品	第二类精神药品
1. 专库或专柜储存	（1）专库要求 ①安装专用防盗门，双人双锁管理 ②具有相应的防火设施 ③具有监控设施和报警装置并与公安机关报警系统联网 （2）专柜应当使用保险柜 （3）双人双锁管理	设立独立的专库或者专柜
2. 专人专账管理	专人管理、专用账册、专用账册保存期限自药品有效期期满之日起不少于 5 年	
3. 入库出库复核	入库双人验收、出库双人复核	入库、出库核查数量

九、麻醉药品和精神药品运输和邮寄管理

1. 运输证明	①托运或自行运输麻醉药品和第一类精神药品，向设区的市级药监部门申请领取运输证明，该证明有效期1年。托运时应将承运证明副本交付承运人 ②运输第二类精神药品无需办理运输证明
2. 邮寄证明	邮寄麻醉药品和精神药品时，寄件人提交所在地设区的市级药监部门出具的准予邮寄证明。邮寄证明保存1年，一证一次有效

第四节　医疗用毒性药品管理

一、医疗用毒性药品的品种和分类

1. 毒性药品中药品种	砒石（红砒、白砒）、砒霜、水银、生马钱子、生川乌、生草乌、生白附子、生附子、生半夏、生南星、生巴豆、斑蝥、青娘虫、红娘子、生甘遂、生狼毒、生藤黄、生千金子、生天仙子、闹羊花、雪上一枝蒿、白降丹、蟾酥、洋金花、红粉、轻粉、雄黄
2. 毒性药品西药品种	去乙酰毛花苷丙、阿托品、洋地黄毒苷、氢溴酸后马托品、三氧化二砷、毛果芸香碱、升汞、水杨酸毒扁豆碱、氢溴酸东莨菪碱、亚硒酸钾、士的宁、亚砷酸注射液、A型肉毒毒素及其制剂

二、医疗用毒性药品的生产、经营管理

1. 指定生产经营	毒性药品的生产、收购和经营由药监部门指定的单位负责
2. 年度计划	毒性药品年度生产、收购、供应和配制计划，由省级药监部门审核后下达
3. 生产要求	①药品生产企业必须有医药专业人员负责生产、配制和质量检验。每次配料，必须经2人以上复核无误 ②生产毒性药品及制剂，必须严格执行生产工艺操作规程，投料在本企业药品检验人员的监督下准确投料，并建立完整的生产记录，保存5年备查 ③加工炮制毒性中药，必须按照国家药品标准进行炮制；国家药品标准没有规定的，必须按照省级药监部门制定的炮制规范进行炮制

续表

4. 零售要求	药品零售企业供应和调配毒性药品,凭盖有医师所在的医疗单位公章的正式处方。每次处方剂量不得超过2日极量
5. 储存与运输要求	①收购、经营、加工、使用毒性药品的单位必须建立健全保管、验收、领发、核对等制度 ②毒性药品的储存同麻醉药品:专库(柜)、专人、专账、双人双锁 ③毒性药品的包装容器上必须印有毒性药品标志。在运输过程中应采取有效措施,防止发生事故

三、A 型肉毒毒素的生产、经营管理

1. 年度计划	药品生产企业应制定 A 型肉毒毒素制剂年度生产计划,严格按照年度生产计划和药品 GMP 要求进行生产
2. 指定经营	①由注射用 A 型肉毒毒素生产(进口)企业指定的具有医疗用毒性药品收购经营资质的药品批发企业销售 ②由指定的药品批发企业销售给已取得《医疗机构执业许可证》的医疗机构或医疗美容机构,不得零售 ③每次处方剂量不得超过 2 日用量
3. 建立台账	建立注射用 A 型肉毒毒素购进、销售台账,并保存至超过药品有效期 2 年备查
4. 企业备案	生产(进口)企业应当及时将指定经营企业情况报生产(进口)企业所在地省级药监部门备案。省级药监部门对指定的经营企业审核,公布审核确认的经营企业名单

四、医疗用毒性药品的使用管理

1. 调配处方	①医疗机构供应和调配毒性药品,须凭医师签名的处方 ②调配处方时,由配方人员及具有药师以上技术职称的复核人员签名盖章后方可发出 ③对处方未注明"生用"的毒性中药,应付炮制品
2. 科研和教学单位购买	科研和教学单位所需的毒性药品,必须持本单位的证明信,经所在地县级以上药监部门批准后,供应单位方能发售

第五节　放射性药品管理

放射性药品的生产、经营、包装、运输和使用

1. 药品生产、经营企业须具备的条件	①开办放射性药品生产企业，经所在省级国防科技工业主管部门审查同意，所在省级药监部门审核批准后，由所在省级药监部门发给《放射性药品生产企业许可证》 ②开办放射性药品经营企业，经所在省级药监部门审核并征求所在省级国防科技工业主管部门意见后批准的，由所在省级药监部门发给《放射性药品经营企业许可证》
2. 进出口放射性药品的管理	对于经国务院药品监督管理部门审核批准的含有短半衰期放射性核素的药品，在保证安全使用的情况下，可以采取边进口检验、边投入使用的办法
3. 包装管理	放射性药品的包装必须安全实用，符合放射性药品质量要求，具有与放射性剂量相适应的防护装置
4. 运输管理	严禁任何单位和个人随身携带放射性药品乘坐公共交通运输工具
5. 使用管理	①非核医学专业技术人员未经培训，不得从事放射性药品使用工作 ②医疗单位使用放射性药品应当符合国家有关放射性同位素安全和防护的规定，具有与所使用放射性药品相适应的场所、设备、卫生环境和专用的仓储设施 ③医疗单位使用配制的放射性制剂，应当向所在地省级药监部门申请核发相应等级的《放射性药品使用许可证》。《放射性药品使用许可证》有效期为5年，期满前6个月申请换发新证 ④放射性药品使用后的废物（包括患者排出物），必须按国家有关规定妥善处置

第六节　药品类易制毒化学品的管理

一、药品类易制毒化学品的界定和品种

1. 界定	《易制毒化学品管理条例》中所确定的麦角酸、麻黄素等物质
2. 品种	①麦角酸 ②麦角胺 ③麦角新碱 ④麻黄素、伪麻黄素、消旋麻黄素、去甲麻黄素、甲基麻黄素、麻黄浸膏、麻黄浸膏粉等麻黄素类物质

二、药品类易制毒化学品的管理规定

1. 生产、经营许可	①生产、经营药品类易制毒化学品的企业，应取得药品类易制毒化学品生产、经营许可 ②药品类易制毒化学品的生产许可，由企业所在地省级药监部门审批。药品类易制毒化学品以及含有药品类易制毒化学品的制剂不得委托生产 ③药品类易制毒化学品单方制剂和小包装麻黄素，纳入麻醉药品销售渠道经营，仅能由麻醉药品全国性批发企业和区域性批发企业经销，不得零售 ④未实行药品批准文号管理的品种，纳入药品类易制毒化学品原料药渠道经营 ⑤申请经营药品类易制毒化学品原料药的药品经营企业，应具有麻精药品定点经营资格
2. 购买许可	①购买药品类易制毒化学品的，应办理《药品类易制毒化学品购用证明》 ②申请单位由省级药监部门发给《购用证明》 ③购买时使用《购用证明》原件，只能在有效期内一次性使用，《购用证明》有效期为 3 个月
3. 药品类易制毒化学品原料药的购销要求	药品类易制毒化学品经营企业之间不得购销药品类易制毒化学品原料药

续表

4. 教学科研单位购买要求	教学科研单位只能凭《购用证明》从麻醉药品全国性批发企业、区域性批发企业和药品类易制毒化学品经营企业购买药品类易制毒化学品
5. 药品类易制毒化学品单方制剂和小包装麻黄素的购销要求	①麻醉药品区域性批发企业之间不得购销药品类易制毒化学品单方制剂和小包装麻黄素②麻醉药品区域性批发企业之间因医疗急需等特殊情况需调剂药品类易制毒化学品单方制剂的，应在调剂后2日内将调剂情况分别报所在地省级药监部门备案
6. 禁止现金交易	药品类易制毒化学品禁止使用现金或者实物进行交易
7. 建立购买方档案	药品类易制毒化学品生产企业、经营企业销售药品类易制毒化学品，应当逐一建立购买档案
8. 建立专账	药品类易制毒化学品生产企业、经营企业和使用药品类易制毒化学品的药品生产企业，应当建立药品类易制毒化学品专账。专账保存期限应自有效期期满之日起不少于2年
9. 储存管理	存放药品类易制毒化学品的专库或专柜实行双人双锁管理，药品易制毒化学品入库应当双人验收，出库应当双人复核，做到账物相符

第七节　含特殊药品复方制剂的管理

一、部分含特殊药品复方制剂的品种范围

含特殊药品复方制剂	品种
1. 口服固体制剂每剂量单位：含可待因≤15mg 的复方制剂；含双氢可待因≤10mg 的复方制剂	阿司待因片、阿司可咖胶囊、阿司匹林可待因片、氨酚待因片、氨酚待因片（Ⅱ）、氨酚双氢可待因片、复方磷酸可待因片、可待因桔梗片、氯酚待因片、洛芬待因缓释片、洛芬待因片、萘普待因片、愈创罂粟待因片
2. 复方甘草片、复方甘草口服溶液	—
3. 含麻黄碱类复方制剂	—
4. 其他含麻醉药品口服复方制剂	复方福尔可定口服溶液、复方福尔可定糖浆、复方枇杷喷托维林颗粒、尿通卡克乃其片

二、含特殊药品复方制剂的经营管理

1. 经营企业	具有《药品经营许可证》的企业均可经营含特殊药品复方制剂
2. 药品购销管理	药品批发企业从药品上市许可持有人、药品生产企业直接购进的含特殊药品复方制剂，可将此类药品销售给其他批发企业、零售企业和医疗机构；若从药品批发企业购进的，只能销售给本省的药品零售企业和医疗机构
3. 出库复核与配送管理	批发企业销售含特殊药品复方制剂时，严格执行出库复核制度，并确保将药品送达购买方《药品经营许可证》所载明的仓库地址、药品零售企业注册地址，或医疗机构的药库
4. 药品零售管理	①复方甘草片、复方地芬诺酯片列入必须凭处方销售的处方药管理，严格凭医师开具的处方销售；除处方药外，非处方药一次销售不得超过5个最小包装（含麻黄碱类复方制剂非处方药一次销售不得超过2个最小包装） ②复方甘草片、复方地芬诺酯片和含麻黄碱类复方制剂一并设置专柜由专人管理、专册登记 ③含可待因复方口服液体制剂（包括口服溶液剂和糖浆剂）已列入第二类精神药品管理。具有经营资质的药品零售企业，销售含可待因复方口服液体制剂时，必须凭医疗机构使用精神药品专用处方开具的处方销售，单方处方量不得超过7日常用量 ④药品零售企业在销售含特殊药品复方制剂时，如发现超过正常医疗需求，大量、多次购买时，应立即向当地药监部门报告
5. 禁止事项	①药品上市许可持有人、药品生产企业和药品批发企业禁止使用现金进行含特殊药品复方制剂交易 ②含麻黄碱类复方制剂不得委托生产。境内企业不得接受境外厂商委托生产含麻黄碱类复方制剂 ③复方地芬诺酯片、复方曲马多片、氨酚曲马多片等含麻醉药品复方制剂和含精神药品复方制剂不得委托生产

三、含麻黄碱类复方制剂的经营管理

1. 批发资质	购买方是药品批发企业的必须具有蛋白同化制剂、肽类激素定点批发资质

续表

2. 限定含量	①将单位剂量麻黄碱类药物含量大于30mg（不含30mg）的含麻黄碱类复方制剂，列入必须凭处方销售的处方药管理 ②含麻黄碱类复方制剂每个最小包装规格麻黄碱类药物含量口服固体制剂不得超过720mg，口服液体制剂不得超过800mg
3. 零售规定	药品零售企业销售含麻黄碱类复方制剂，应当查验购买者的身份证，并对其姓名和身份证号码予以登记。除处方药按处方剂量销售外，一次销售不得超过2个最小包装
4. 专柜销售	药品零售企业不得开架销售含麻黄碱类复方制剂，应当设置专柜由专人管理、专册登记，登记内容包括药品名称、规格、销售数量、生产企业、生产批号、购买人姓名、身份证号码

第八节　兴奋剂的管理

一、兴奋剂分类和管理

兴奋剂品种	管理层次
①蛋白同化制剂品种 ②肽类激素品种	属于未实施特殊管理的蛋白同化制剂和肽类激素的，参照特殊管理药品实施严格管理
③麻醉药品品种 ④刺激剂（含精神药品）品种 ⑤药品类易制毒化学品品种 ⑥医疗用毒性药品品种	特殊管理
⑦其他品种（β受体阻滞剂、利尿剂等）	除实施特殊管理和严格管理的品种，兴奋剂所列的其他物质，实施处方药管理

二、含兴奋剂药品的标签和说明书管理

药品中含有兴奋剂目录所列禁用物质的，生产企业应在包装标识或者产品说明书上注明"运动员慎用"字样。

三、蛋白同化制剂、肽类激素的管理

1. 记录保存	蛋白同化制剂、肽类激素的验收、检查、保管、销售和出入库登记记录应当保存至超过蛋白同化制剂、肽类激素有效期 2 年
2. 专库或专柜储存	蛋白同化制剂、肽类激素应储存在专库或专柜中，专人负责管理
3. 进出口管理	①进口蛋白同化制剂、肽类激素，进口单位持省级药监部门核发的药品《进口准许证》向海关办理报关手续。进口蛋白同化制剂、肽类激素无需办理《进口药品通关单》 ②出口单位向所在地省级药监部门申请《出口准许证》 ③个人因医疗需要携带或者邮寄进出境，海关凭医疗机构处方予以验放 ④药品《进口准许证》有效期 1 年。药品《出口准许证》有效期不超过 3 个月（有效期时限不跨年度），在有效期内一次性使用。因故延期进出口的，可以持原进出口准许证办理一次延期换证手续
4. 企业购进资质	蛋白同化制剂、肽类激素的生产企业只能向医疗机构、具有同类资质的生产企业、具有蛋白同化制剂和肽类激素经营资质的药品批发企业销售蛋白同化制剂、肽类激素
5. 零售管理	严禁药品零售企业销售胰岛素以外的蛋白同化制剂或其他肽类激素。药品零售企业必须凭处方销售胰岛素以及其他按规定可以销售的含兴奋剂药品
6. 医疗机构销售	医疗机构只能凭依法享有处方权的执业医师开具的处方向患者提供蛋白同化制剂、肽类激素。处方应当保存 2 年
7. 新进目录	药品零售企业已购进的新列入兴奋剂目录的蛋白同化制剂和肽类激素可以继续销售，但应当严格按照处方药管理，处方保存 2 年

🗒 高频考点速记

1. 对比记忆

（1）免疫规划疫苗：居民应当按照政府的规定接种的

疫苗，政府免费向居民提供，接种单位接种免疫规划疫苗不得收取任何费用。①国家免疫规划确定的疫苗；②省人民政府在执行国家免疫规划时增加的疫苗；③县级以上人民政府或者其卫生健康主管部门组织的应急接种或者群体性预防接种所使用的疫苗。

（2）非免疫规划疫苗：由居民自愿接种的其他疫苗。接种单位接种非免疫规划疫苗，除收取疫苗费用外，还可以收取接种服务费。

（3）疫苗的包装标识：纳入国家免疫规划的疫苗制品的最小外包装上，须标明"免费"字样以及"免疫规划"专用标识。国家免疫规划的疫苗包括：卡介苗、乙肝疫苗、脊髓灰质炎疫苗、百白破疫苗、麻风疫苗、麻腮风疫苗、甲肝疫苗、乙脑疫苗、流感疫苗、甲型肝炎疫苗、流行性感冒疫苗、水痘疫苗、狂犬病疫苗、流感嗜血杆菌疫苗等，以及各省、自治区、直辖市人民政府增加的免费向公民提供的疫苗。

2. 疫苗采购要求

（1）国家免疫规划疫苗：由国务院卫生健康主管部门会同国务院财政部门等组织集中招标或者统一谈判，各省（区、市）实行统一采购。

（2）国家免疫规划疫苗以外的其他免疫规划疫苗、非免疫规划疫苗：由各省（区、市）通过省（区、市）公共资源交易平台组织采购。

3. 疫苗证明文件和记录

（1）疫苗上市许可持有人应当按照规定，建立真实、准确、完整的销售记录，并保存至疫苗有效期满后不少于5年备查。

（2）疾病预防控制机构、接种单位、疫苗配送单位应当按照规定，建立真实、准确、完整的接收、购进、储存、配送、供应记录，并保存至疫苗有效期满后不少于 5 年备查。

（3）疾病预防控制机构、接种单位接收或者购进疫苗时，应当索取本次运输、储存全过程温度监测记录，并保存至疫苗有效期满后不少于 5 年备查。

［记忆口诀］疫苗记录，期满后不少于 5 年

4. 对比记忆

（1）我国生产和使用的麻醉药品品种：可卡因、罂粟浓缩物（包括罂粟果提取物、罂粟果提取物粉）、二氢埃托啡、地芬诺酯、芬太尼、氢可酮、氢吗啡酮、美沙酮、吗啡（包括吗啡阿托品注射液）、阿片（包括复方樟脑酊、阿桔片）、羟考酮、哌替啶、瑞芬太尼、舒芬太尼、蒂巴因、可待因、右丙氧芬、双氢可待因、乙基吗啡、福尔可定、布桂嗪、罂粟壳、奥赛利定、泰吉利定、阿芬太尼。

（2）我国生产和使用的第一类精神药品品种：哌醋甲酯、司可巴比妥、丁丙诺啡、γ-羟丁酸、氯胺酮、马吲哚、三唑仑、咪达唑仑原料药和注射剂；口服固体制剂每剂量单位含羟考酮碱大于 5 毫克，且不含其他麻醉药品、精神药品或药品类易制毒化学品的复方制剂；每剂量单位含氢可酮碱大于 5 毫克，且不含其他麻醉药品、精神药品或药品类易制毒化学品的复方口服固体制剂。

（3）我国生产和使用的第二类精神药品品种：异戊巴比妥、戊巴比妥、巴比妥、苯巴比妥、阿普唑仑、艾司唑仑、瑞马唑仑（包括其可能存在的盐、单方制剂和异构体）、咪达唑仑（除原料药、注射剂以外的其他单方制剂）、氯硝西泮、地西泮、氟西泮、劳拉西泮、硝西泮、奥沙西泮、格鲁米特、喷他佐辛、甲丙氨酯、匹莫林、唑吡

坦、丁丙诺啡透皮贴剂、布托啡诺及其注射剂、咖啡因、安钠咖、地佐辛及其注射剂、麦角胺咖啡因片、氨酚氢可酮片、曲马多、扎来普隆、佐匹克隆（包括其盐、异构体和单方制剂）、含可待因复方口服液体制剂（包括口服溶液剂、糖浆剂）、丁丙诺啡与纳洛酮的复方口服固体制剂、苏沃雷生、吡仑帕奈、依他佐辛、曲马多复方制剂、地达西尼、依托咪酯（在中国境内批准上市的含依托咪酯的药品制剂除外）、莫达非尼、右美沙芬、地芬诺酯复方制剂、纳呋拉啡、氯卡色林；口服固体制剂每剂量单位含羟考酮碱不超过 5 毫克，且不含其他麻醉药品、精神药品或药品类易制毒化学品的复方制剂；每剂量单位含氢可酮碱不超过 5 毫克，且不含其他麻醉药品、精神药品或药品类易制毒化学品的复方口服固体制剂。

5. 麻醉药品和精神药品定点经营

（1）国务院药品监督管理部门应当根据麻醉药品和第一类精神药品的需求总量，确定麻醉药品和第一类精神药品的定点批发企业布局。

（2）药品经营企业不得经营麻醉药品原料药和第一类精神药品原料药。但是，供医疗、科学研究、教学使用的小包装的上述药品可以由国务院药品监督管理部门规定的药品批发企业经营。

（3）麻醉药品和精神药品定点批发企业及其工作人员 2 年内没有违反有关禁毒的法律、行政法规规定的行为。

6. 麻醉药品和精神药品购销管理

（1）全国性批发企业：①应经国务院药品监督管理部门批准。从定点生产企业购进麻醉药品和第一类精神药品。②向取得麻醉药品和第一类精神药品使用资格的医疗机构销售麻醉药品和第一类精神药品，须经医疗机构所在地省

（区、市）药品监督管理部门批准。

（2）区域性批发企业：①应经所在地省（区、市）药品监督管理部门批准。可以从全国性批发企业购进麻醉药品和第一类精神药品。区域性批发企业从定点生产企业购进麻醉药品和第一类精神药品制剂，须经所在地省（区、市）药品监督管理部门批准。②在本省行政区域内向其他医疗机构销售麻醉药品和第一类精神药品。③就近向其他省（区、市）取得麻醉药品和第一类精神药品使用资格的医疗机构销售麻醉药品和第一类精神药品的，应当经企业所在地省（区、市）药品监督管理部门批准。④区域性批发企业之间因医疗急需、运输困难等特殊情况需要调剂麻醉药品和第一类精神药品的，应当在调剂后2日内将调剂情况分别报所在地省（区、市）药品监督管理部门备案。

［记忆口诀］批发找省，全国资格批准找国家

7. 麻醉药品和精神药品的配送

（1）全国性批发企业和区域性批发企业向医疗机构销售麻醉药品和第一类精神药品，应当将药品送至医疗机构。医疗机构不得自行提货。

（2）药品零售连锁企业对其所属的经营第二类精神药品的门店，应当严格执行统一进货、统一配送和统一管理。药品零售连锁企业门店所零售的第二类精神药品，应当由本企业直接配送，不得委托配送。

8. 麻醉药品和精神药品零售规定

（1）麻醉药品和第一类精神药品不得零售。

（2）经所在地设区的市级药品监督管理部门批准，实行统一进货、统一配送、统一管理的药品零售连锁企业可以从事第二类精神药品零售业务。

（3）第二类精神药品零售企业应当凭执业医师开具的

处方，一般每张处方不得超过 7 日常用量。

（4）第二类精神药品零售企业不得向未成年人销售第二类精神药品。在难以确定购药者是否为未成年人的情况下，可查验购药者身份证明。

（5）罂粟壳，必须凭盖有乡镇卫生院以上医疗机构公章的医师处方配方使用，不准生用，严禁单味零售。

9.《麻醉药品、第一类精神药品购用印鉴卡》的管理

（1）医疗机构需要使用麻醉药品和第一类精神药品的，应当经所在地设区的市级卫生健康主管部门批准，取得《麻醉药品、第一类精神药品购用印鉴卡》。省（区、市）卫生健康主管部门应当将取得《印鉴卡》的医疗机构名单向本行政区域内的定点批发企业通报。

（2）《印鉴卡》有效期为 3 年，有效期满前 3 个月申请换卡。

（3）《印鉴卡》内容：医疗机构名称、地址、医疗机构法人代表（负责人）、医疗管理部门负责人、药学部门负责人、采购人员等。

10. 取得《印鉴卡》的必备条件：①有与使用麻醉药品和第一类精神药品相关的诊疗科目。②具有经过麻醉药品和第一类精神药品培训的、专职从事麻醉药品和第一类精神药品管理的药学专业技术人员。③有获得麻醉药品和第一类精神药品处方资格的执业医师。④有保证麻醉药品和第一类精神药品安全储存的设施和管理制度。

［记忆口诀］相关诊疗科目，专职人员，处方资格，安全储存设施

11. 麻醉药品和第一类精神药品借用规定：医疗机构抢救患者急需麻醉药品和第一类精神药品而本医疗机构无法提供时，可以从其他医疗机构或者定点批发企业紧急借

用；抢救工作结束后，应当及时将借用情况报所在地设区的市级药品监督管理部门和卫生健康主管部门备案。

［记忆口诀］先医院或批发借，后市备

12. 对比记忆

（1）麻醉药品与第一类精神药品的储存：应当设立专库或者专柜储存，专库应当设有防盗设施并安装报警装置；专柜应当使用保险柜。专库和专柜应当实行双人双锁管理。配备专人负责管理工作，建立专用账册。入出库实行双人核查制度。

（2）第二类精神药品的储存：第二类精神药品经营企业，应当在药品库房中设立独立的专库或者专柜储存第二类精神药品，并建立专用账册，实行专人管理。

（3）专用账册的保存期限应当自药品有效期期满之日起不少于5年。

［记忆口诀］麻精一三专两双，精二三专，专账期满至少5年

13. 麻醉药品和精神药品运输管理

（1）托运或自行运输麻醉药品和第一类精神药品的单位，应当向所在地设区的市级药品监督管理部门申请领取《麻醉药品、第一类精神药品运输证明》。运输第二类精神药品无需办理运输证明。

（2）运输证明有效期为1年（不跨年度）。运输证明副本应随货同行以备查验。

［记忆口诀］麻精一运输证明找市，运输带副本

14. 麻醉药品和精神药品邮寄管理：邮寄麻醉药品和精神药品，寄件人应当提交所在地设区的市级药品监督管理部门出具的准予邮寄证明。邮寄证明一证一次有效，保存1年。

[记忆口诀] 麻精邮寄证明找市

15. 对比记忆

（1）毒性药品中药品种：砒石（红砒、白砒）、砒霜、水银、生马钱子、生川乌、生草乌、生白附子、生附子、生半夏、生南星、生巴豆、斑蝥、青娘虫、红娘子、生甘遂、生狼毒、生藤黄、生千金子、生天仙子、闹羊花、雪上一枝蒿、白降丹、蟾酥、洋金花、红粉、轻粉、雄黄。

（2）毒性药品西药品种：去乙酰毛花苷丙、阿托品、洋地黄毒苷、氢溴酸后马托品、三氧化二砷、毛果芸香碱、升汞、水杨酸毒扁豆碱、氢溴酸东莨菪碱、亚砷酸钾、士的宁、亚砷酸注射液、A 型肉毒毒素及其制剂。

16. 医疗用毒性药品生产、经营和使用要求

（1）毒性药品年度生产、收购、供应和配制计划，由省（区、市）药品监督管理部门根据医疗需要制定并下达。

（2）每次配料，必须经 2 人以上复核无误。投料应在本企业药品检验人员的监督下准确投料，并建立完整的生产记录，保存 5 年备查。

（3）零售药店供应和调配毒性药品，凭盖有医师所在的医疗单位公章的正式处方。每次处方剂量不得超过 2 日极量。

（4）对处方未注明"生用"的毒性中药，应当付炮制品。

17. A 型肉毒毒素的管理

（1）注射用 A 型肉毒毒素生产（进口）企业应当指定具有医疗用毒性药品收购经营资质的药品批发企业作为本企业注射用 A 型肉毒毒素的经营企业。

（2）指定的经营企业直接将注射用 A 型肉毒毒素销售

至已取得《医疗机构执业许可证》的医疗机构或医疗美容机构。

（3）药品零售企业不得经营注射用 A 型肉毒毒素。

18. 药品类易制毒化学品的管理

（1）药品类易制毒化学品分为两类，麦角酸和麻黄素等物质。

（2）药品类易制毒化学品以及含有药品类易制毒化学品的制剂不得委托生产。

（3）药品类易制毒化学品单方制剂和小包装麻黄素，纳入麻醉药品销售渠道经营，仅能由麻醉药品全国性批发企业和区域性批发企业经销，不得零售。

（4）《药品类易制毒化学品购用证明》由省（区、市）药品监督管理部门批准，有效期为 3 个月，购买时使用《购用证明》原件，在有效期内一次使用。

（5）麻醉药品区域性批发企业之间不得购销药品类易制毒化学品单方制剂和小包装麻黄素。

（6）药品类易制毒化学品禁止使用现金或者实物进行交易。

（7）专用账册保存期限应当自药品类易制毒化学品有效期期满之日起不少于 2 年。

19. 含特殊药品复方制剂的管理

（1）药品批发企业从药品上市许可持有人、药品生产企业直接购进的复方甘草片、复方地芬诺酯片等含特殊药品复方制剂，可以将此类药品销售给其他批发企业、零售企业和医疗机构；如果从药品批发企业购进的，只能销售给本省（区、市）的药品零售企业和医疗机构。

（2）复方甘草片、复方地芬诺酯片列入必须凭处方销售的处方药管理，严格凭医师开具的处方销售；非处方药一次销售不得超过 5 个最小包装（含麻黄碱复方制剂不得超过 2 个最小包装）。

（3）药品上市许可持有人、药品生产企业和药品批发企业禁止使用现金进行含特殊药品复方制剂交易。

20. 含麻黄碱类复方制剂的管理

（1）含麻黄碱类复方制剂不得委托生产。境内企业不得接受境外厂商委托生产含麻黄碱类复方制剂。

（2）具有蛋白同化制剂、肽类激素定点批发资质的药品经营企业，方可从事含麻黄碱类复方制剂的批发业务。

（3）药品零售企业销售含麻黄碱类复方制剂，不得开架销售，应当查验购买者的身份证，并对其姓名和身份证号码予以登记。除处方药按处方剂量销售外，一次销售不得超过 2 个最小包装。

（4）药品零售企业销售复方甘草片、复方地芬诺酯片、含麻黄碱类复方制剂，应当设置专柜由专人管理、专册登记。

21. 兴奋剂的管理层次

（1）实施特殊管理：麻醉药品、精神药品、医疗用毒性药品和药品类易制毒化学品。

（2）实施严格管理：兴奋剂目录所列禁用物质为蛋白同化制剂、肽类激素。

（3）实施处方药管理：β 受体阻滞剂、利尿剂等。

22. 含兴奋剂药品标签和说明书管理：药品中含有兴奋剂目录所列禁用物质的，生产企业应当在包装标识或者产品说明书上注明"运动员慎用"字样。

23. 蛋白同化制剂、肽类激素的销售及使用管理

（1）蛋白同化制剂、肽类激素的生产企业只能向医疗机构、具有同类资质的生产企业、具有蛋白同化制剂和肽

类激素经营资质的药品批发企业销售蛋白同化制剂、肽类激素。

（2）严禁药品零售企业销售胰岛素以外的蛋白同化制剂或其他肽类激素。

（3）自兴奋剂目录发布执行之日起，不具备蛋白同化制剂和肽类激素经营资格的药品经营企业不得购进目录所列蛋白同化制剂和肽类激素。药品零售企业已购进的新列入兴奋剂目录的蛋白同化制剂和肽类激素可以继续销售，但应严格按照处方药管理，处方保存2年。

24. 对比记忆

（1）药品上市许可持有人可以自行生产药品，也可以委托药品生产企业生产。超出疫苗生产能力确需委托生产的，应当经国家药品监督管理局批准。

血液制品、麻醉药品、精神药品、医疗用毒性药品、药品类易制毒化学品不得委托生产。含麻黄碱类复方制剂不得委托生产。复方地芬诺酯片、复方曲马多片、氨酚曲马多片等含麻醉药品复方制剂和含精神药品复方制剂不得委托生产。受托方不得将接受委托生产的药品再次委托第三方生产。

经批准或者通过关联审评审批的原料药应当自行生产，不得再行委托他人生产。

（2）药品上市许可持有人可以自行销售其取得药品注册证书的药品，也可以委托药品经营企业销售。疫苗和中药配方颗粒不得委托销售。受托药品经营企业不得再次委托销售。

（3）接受委托储存、运输药品的单位应当按照药品GSP的要求开展药品储存、运输活动。受托方不得再次委托储存。

　　受托方再次委托运输的，应当征得委托方同意，并签订质量保证协议，确保药品运输过程符合药品 GSP 的要求。疫苗、麻醉药品、精神药品、医疗用毒性药品、放射性药品、药品类易制毒化学品等特殊管理的药品以及中药配方颗粒不得再次委托运输。

第八章 药品信息管理及消费者权益保护

第一节 药品说明书和包装标签管理

一、药品说明书的格式、内容和书写要求

1. 专有标识右上方标注	①特殊药品、非处方药、外用药品等专有标识在说明书首页右上方标注。对于即可内服，又可外用的中药、天然药物，可不标注外用药品标识 ②甲类非处方药为红色，乙类非处方药为绿色，药品说明书和外包装标签可以单色印刷，但在专有标识下方必须标示"甲类"或"乙类"
2. 说明书标题	①×××说明书，其中"×××"是指该药品的通用名称 ②处方药标注："请仔细阅读说明书并在医师指导下使用"，并印制在说明书标题下方 ③非处方药标注："请仔细阅读说明书并按说明使用或在药师指导下购买和使用"，并印制在说明书标题下方。该忠告语采用加粗字体印刷
3. 警示语	①警示语是指对药品严重不良反应及其潜在的安全性问题的警告，还可以包括药品禁忌、注意事项及剂量过量等需提示用药人群特别注意的事项 ②在说明书标题下以醒目的黑体字注明
4. 【药品名称】	按顺序列出：通用名称、商品名称、英文名称、汉语拼音
5. 【成分】	①列出全部活性成分或者组方中的全部中药药味 ②注射剂和非处方药还应当列出所用的全部辅料名称 ③处方中含有可能引起严重不良反应的辅料的，在该项下也列出该辅料名称

续表

6. 【适应症】（化学药）/【功能主治】（中成药）	处方药应当根据该药品的用途，采用准确的表述方式，明确用于预防、治疗、诊断、缓解或者辅助治疗某种疾病（状态）或者症状
7. 【不良反应】	①应当实事求是地详细列出该药品不良反应。并按不良反应的严重程度、发生的频率或症状的系统性列出 ②处方药尚不清楚有无不良反应的，可在该项下以"尚不明确"来表述 ③非处方药已公布的不良反应内容不得删减，同时标注不良反应的定义
8. 【禁忌】	①应当列出禁止应用该药品的人群或者疾病情况 ②处方药尚不清楚有无禁忌的，可在该项下以"尚不明确"来表述 ③非处方药已公布的禁忌内容不得删减，同时【禁忌】内容采用加重字体印刷
9. 【注意事项】	（1）处方药 ①列出使用时必须注意的问题，包括需要慎用的情况（如肝、肾功能的问题） ②影响药物疗效的因素（食物、烟、酒） ③用药过程中需观察的情况（如过敏反应，定期检查血象、肝功、肾功）及用药对于临床检验的影响等 ④药物滥用或者药物依赖性内容应在该项下列出 ⑤如有与中医理论有关的证候、配伍、妊娠、饮食等注意事项，应在该项下列出 ⑥处方中如含有可能引起严重不良反应的成分或辅料，应在该项下列出 ⑦注射剂如需进行皮内敏感试验的，应在该项下列出 ⑧中药和化学药品组成的复方制剂，必须列出成分中化学药品的相关内容及注意事项 ⑨尚不清楚有无注意事项的，可在该项下以"尚不明确"来表述 （2）非处方药 ①需要慎用的情况（如肝、肾功能的问题） ②影响药物疗效的因素（如食物、烟、酒）

续表

9.【注意事项】	③孕妇、哺乳期妇女、儿童、老人等特殊人群用药 ④用药对于临床检验的影响 ⑤滥用或者药物依赖情况 ⑥其他保障用药人自我药疗安全用药的有关内容 ⑦必须注明"对本品过敏者禁用，过敏体质者慎用""本品性状发生改变时禁止使用""如正在使用其他药品，使用本品前请咨询医师或药师""请将本品放在儿童不能接触的地方"，对于可用于儿童的药品必须注明"儿童必须在成人的监护下使用"。处方中含兴奋剂的品种应注明"运动员应在医师指导下使用"。对于是否适用于孕妇、哺乳期妇女、儿童、老人等特殊人群尚不明确的，必须注明相应人群应在医师指导下使用 ⑧如有与中医理论有关的证候、配伍、妊娠、饮食等注意事项，应在该项下列出 ⑨中药和化学药品组成的复方制剂，应注明本品含××（化学药品通用名称），并列出成分中化学药品的相关内容及注意事项 ⑩非处方药的已公布的注意事项内容不得删减，同时【注意事项】内容采用加重字体印刷
10.【孕妇及哺乳期妇女用药】【儿童用药】【老年用药】（仅处方药有此项）	①如有该人群用药需注意的内容，应在【注意事项】项下予以说明 ②除中成药未进行相关研究可不列此项外，其他药品有无实验都应予以说明
11.【药物相互作用】	①化学药品处方药应列出与该药产生相互作用的药品或者药品类别，并说明相互作用的结果及合并用药的注意事项。未进行该项实验且无可靠参考文献的，应当在该项下予以说明 ②中成药处方药如进行过该项相关研究，应详细说明哪些或哪类药物与本药品产生相互作用，并说明相互作用的结果。如未进行该项相关研究，可不列此项，但注射剂除外，注射剂必须以"尚无本品与其他药物相互作用的信息"来表述

续表

12.【药物过量】（仅化学药品和治疗用生物制品有此项）	详细列出过量应用该药品可能发生的毒性反应、剂量及处理方法。未进行该项实验且无可靠参考文献的，应当在该项下予以说明

二、古代经典名方中药复方制剂说明书撰写指导原则

1.【处方组成】	应当包括完整的处方药味和每味药日用饮片量。处方药味的排列顺序应当符合中医药的组方原则
2.【处方来源】	①按古代经典名方目录管理的中药复方制剂，应当根据国家发布的古代经典名方目录中的"出处"撰写，包括古籍名称、朝代、作者和原文信息。还应列出：处方已列入《古代经典名方目录（第 X 批）》 ②未按古代经典名方目录管理的古代经典名方中药复方制剂，应当包括古代经典名方出处（包括古籍名称、朝代、作者）和处方来源的原文信息 ③基于古代经典名方加减化裁的中药复方制剂，应当列出古代经典名方出处（包括古籍名称、朝代、作者）
3.【功能主治】	采用中医药术语规范表述。主治可以包括中医的病、证和症状
4.【功能主治的理论依据】	历代医评，基于古代经典名方加减化裁的中药复方制剂无需撰写该项内容
5.【毒理研究】	列出非临床安全性研究结果
6.【不良反应】	可依据在既往临床实践和文献报道中发现的不良反应撰写。应根据上市后的不良反应监测数据及时更新此项内容
7.【禁忌】	古代医籍记载的相关禁忌内容（如有）；根据处方组成、配伍等提出的用药禁忌；中药说明书撰写有关要求的其他内容等

续表

8.【注意事项】	①古代医籍是否记载与使用注意相关的内容 ②在中医药理论及临床实践的指导下，根据处方组成、功能主治等，从中医证候、体质及合并用药等方面，明确需要慎用者 ③明确饮食、特殊人群（妊娠、哺乳期妇女、老年人、儿童、运动员等）等方面与药物有关的注意事项 ④慎用、不可误用的内容 ⑤如需药后调护，应明确
9. 说明书标题	古代经典名方中药复方制剂的说明书标题下方应注明"本品仅作为处方药供中医临床使用"

三、简化版和大字版药品说明书及电子药品说明书编写规定

1. 药品说明书（简化版）通用格式	①【成分】（古代经典名方中药复方制剂无需保留）：活性成分和所有辅料 ②【处方组成】（仅古代经典名方中药复方制剂保留） ③【处方来源】（仅古代经典名方中药复方制剂保留）
2. 药品说明书（简化版）格式要求	药品说明书（简化版）仅在药品监管部门核准的说明书完整版基础上进行删减，撰写内容及要求应与说明书完整版一致。药品说明书（简化版）标题、提示内容、警示语、项目名称等要醒目，可适当加大加粗
3. 药品说明书（大字版）格式要求	应与药品说明书（完整版）内容一致
4. 电子药品说明书（完整版）格式要求	①与药品监管部门核准的说明书完整版内容及格式一致 ②电子药品说明书（完整版）不应设有广告插件，特别是付款类操作，不应包含任何诱导式按键

四、同品种药品标签的规定

1. 相同一致	同一药品生产企业生产的同一药品，药品规格和包装规格均相同的，其标签的内容、格式及颜色必须一致
2. 不同区别	①同一药品生产企业生产的同一药品，药品规格或者包装规格不同的，其标签应当明显区别或者规格项明显标注 ②同一药品生产企业生产的同一药品，分别按处方药与非处方药管理的，两者的包装颜色应当明显区别

五、药品标签中药品有效期的规定

1. 标签中的有效期标注格式	①有效期至××××年××月或有效期至××××年××月××日 ②有效期至××××．××． ③有效期至×××/××/××
2. 有效期的计算	①预防用生物制品有效期的标注按照国家药品监督管理局批准的注册标准执行；治疗用生物制品有效期的标注自分装日期计算；其他药品有效期的标注以生产日期计算 ②有效期若标注到日，应当为起算日期对应年月日的前一天，若标注到月，应当为起算月份对应年月的前一月。若有效期难以标注为"有效期至某年某月"的，可以标准有效期实际期限，如"有效期24个月"

六、各种药品包装标签的管理要求

标签的种类	标签标示的内容
1. 内标签	①药品内标签指直接接触药品包装的标签，内标签应当尽可能包含药品通用名称、适应症或者功能主治、规格、用法用量、生产日期、产品批号、有效期、生产企业等内容 ②包装尺寸过小无法全部标明上述内容的，至少应当标注药品通用名称、规格、产品批号、有效期等内容

续表

标签的种类	标签标示的内容
2. 外标签	①应当注明药品通用名称、成分、性状、适应症或者功能主治、规格、用法用量、不良反应、禁忌、注意事项、贮藏、生产日期、产品批号、有效期、批准文号、药品上市评可持有人等内容 ②适应症或者功能主治、用法用量、不良反应、禁忌、注意事项不能全部注明的，应当标出主要内容并注明"详见说明书"字样
3. 运输储藏的包装的标签	①至少应当注明药品通用名称、规格、贮藏、生产日期、产品批号、有效期、批准文号、药品上市许可持有人、生产企业，也可以根据需要注明包装数量、运输注意事项或者其他标记等必要内容 ②对贮藏有特殊要求的药品，应在标签的醒目位置注明
4. 原料药标签	应当注明药品名称、贮藏、生产日期、产品批号、有效期、执行标准、生产企业、包装数量、运输注意事项
5 中药饮片标签	①标注"中药饮片"字样 ②中药饮片标签分为内标签和外标签两种。内标签因包装尺寸原因无法全部标注上述内容的，至少应当标注产品属性、品名、药材产地、规格或者装量、产品批号和保质期等内容 ③实施审批管理的中药饮片还应当按规定注明药品批准文号。对需置阴凉处、冷处、避光或者密闭保存等贮藏有特殊要求的中药饮片，应当在标签的醒目位置注明。国家药品标准或者省级中药饮片炮制规范对规格项没有规定的，可以不标注产品规格 ④使用符合《中药材生产质量管理规范》（GAP）要求的中药材生产的中药饮片，可以在标签适当位置标示"药材符合GAP要求"

七、药品说明书和标签的印刷和文字要求

1. 核准内容	药品说明书和标签的内容由国家药品监督管理局予以核准。药品包装必须按照规定印有或者贴有标签
2. 药品标签可以印制内容	"企业防伪标识""企业识别码""企业形象标志"等文字图案可以印制

续表

3. 药品标签不得印制内容	不得印制"××省专销""原装正品""进口原料""驰名商标""专利药品""××监制""××总经销""××总代理"等字样。"印刷企业""印刷批次"等与药品的使用无关的，不得在药品标签中标注

八、药品说明书、标签中药品名称的印刷要求

	字体与颜色	标签位置	单字面积	其他规定
1. 药品通用名称	①应当显著、突出，其字体、字号和颜色必须一致 ②不得选用草书、篆书等不易识别的字体，不得使用斜体、中空、阴影等形式对字体进行修饰 ③字体颜色应当使用黑色或者白色，与其背景形成强烈反差	①对于横版标签，必须在上 1/3 范围内显著位置标出；对于竖版标签，必须在右 1/3 范围内显著位置标出 ②除因包装尺寸的限制而无法同行书写的，不得分行书写	—	药品说明书和标签中禁止使用未经注册的商标以及其他未经国家药品监督管理局批准的药品名称
2. 药品商品名称	其字体和颜色不得比通用名称更突出和显著	不得与通用名称同行书写	字体以单字面积计不得大于通用名称所用字体的 1/2	
3. 药品注册商标	—	印刷在药品标签的边角	含文字的，其字体以单字面积计不得大于通用名称所用字体的 1/4	

九、药品包装标签中标识的印刷要求

麻醉药品 （天蓝色与白色相间）	精神药品 （绿色与白色相间）	医疗用毒性药品 （黑底白字）
放射性药品 （红色与黄色相同）	外用药品 （红底白字）	非处方药 （甲类红色、乙类绿色）

第二节 药品广告管理

一、药品广告的主管部门和申请审批

1. 广告的申请	药品、医疗器械、保健食品和特殊医学用途配方食品注册证明文件或者备案凭证持有人及其授权同意的生产、经营企业为广告申请人，可以委托代理人办理药品、医疗器械、保健食品和特殊医学用途配方食品广告审查申请
2. 广告审查机关	①各省级市场监管部门、药监部门负责药品、医疗器械、保健食品和特殊医学用途配方食品广告审查 ②药品、特殊医学用途配方食品广告审查申请应当依法向生产企业或者进口代理人等广告主所在地广告审查机关提出
3. 无需审查	药品广告中只宣传产品名称（含药品通用名称和药品商品名称）的，不再对其内容进行审查
4. 重新申请	已经审查通过的广告内容需要改动的，应当重新申请广告审查

续表

5. 广告批准文号	X 药/械/食健/食特广审（视/声/文）第 000000－00000 号。"X"为省份简称，数字前 6 位是有效期截止日（年份的后两位＋月份＋日期），后 5 位是省级广告审查机关当年的广告文号流水号
6. 广告批准文号有效期	①广告批准文号的有效期与产品注册证明文件、备案凭证或者生产许可文件最短的有效期一致 ②产品注册证明文件、备案凭证或者生产许可文件未规定有效期的，广告批准文号有效期为 2 年
7. 药品广告的注销	①主体资格证照被吊销、撤销、注销的 ②产品注册证明文件、备案凭证或者生产许可文件被撤销、注销的

二、药品广告发布的规定和要求

1. 广告的内容要求	①内容应当以真实、合法为首要条件，以国家药品监督管理局核准的说明书为准，不得含有虚假或者引人误解的内容，不得欺骗、误导消费者，不得含有表示功效、安全性的断言或者保证 ②非药品广告不得有涉及药品的宣传
2. 广告显著标明内容	①药品广告应当显著标明禁忌、不良反应 ②处方药广告还应当显著标明"本广告仅供医学药学专业人士阅读" ③非处方药广告还应当显著标明非处方药专用标识（OTC）和"请按药品说明书或者在药师指导下购买和使用" ④药品广告应当显著标明广告批准文号 ⑤药品广告中应当显著标明的内容，其字体和颜色必须清晰可见、易于辨认，在视频广告中应当持续显示
3. 广告发布媒体	①处方药只准在国家卫生健康委员会和国家药品监督管理局共同指定的专业性医学、药学专业刊物上发布广告，不得在大众传播媒介发布广告或者以其他方式进行以公众为对象的广告宣传 ②非处方药经审批可以在大众传播媒介进行广告宣传
4. 广告发布限制	不得利用处方药的名称为各种活动冠名进行广告宣传 不得使用与处方药名称相同的商标、企业字号在医学、药学专业刊物以外的媒介变相发布广告，也不得利用该商标、企业字号为各种活动冠名进行广告宣传

续表

5. 广告中不得出现的情形	①使用或者变相使用国家机关、国家机关工作人员、军队单位或者军队人员的名义或者形象，或者利用军队装备、设施等从事广告宣传 ②使用科研单位、学术机构、行业协会或者专家、学者、医师、药师、临床营养师、患者等的名义或者形象作推荐、证明 ③违反科学规律，明示或者暗示可以治疗所有疾病、适应所有症状、适应所有人群，或者正常生活和治疗病症所必需等内容 ④引起公众对所处健康状况和所患疾病产生不必要的担忧和恐惧，或者使公众误解不使用该产品会患某种疾病或者加重病情的内容 ⑤含有"安全""安全无毒副作用""毒副作用小"；明示或者暗示成分为"天然"，因而安全性有保证等内容 ⑥含有"热销、抢购、试用""家庭必备、免费治疗、免费赠送"等诱导性内容，"评比、排序、推荐、指定、选用、获奖"等综合性评价内容，"无效退款、保险公司保险"等保证性内容，怂恿消费者任意、过量使用药品的内容 ⑦含有医疗机构的名称、地址、联系方式、诊疗项目、诊疗方法以及有关义诊、医疗咨询电话、开设特约门诊等医疗服务的内容 ⑧法律、行政法规规定不得含有的其他内容
6. 不得发布广告的产品	①麻醉药品、精神药品、医疗用毒性药品、放射性药品、药品类易制毒化学品，以及戒毒治疗的药品、医疗器械 ②军队特需药品、军队医疗机构配制的制剂 ③医疗机构配制的制剂 ④依法停止或者禁止生产、销售或者使用的药品、医疗器械、保健食品和特殊医学用途配方食品 ⑤法律、行政法规禁止发布广告的情形

续表

7. 互联网药品广告的发布规定	①禁止利用互联网发布处方药广告 ②禁止以介绍健康、养生知识等形式，变相发布医疗、药品、医疗器械、保健食品、特殊医学用途配方食品广告。介绍健康、养生知识的，不得在同一页面或者同时出现相关医疗、药品、医疗器械、保健食品、特殊医学用途配方食品的商品经营者或者服务提供者地址、联系方式、购物链接等内容 ③对于竞价排名的商品或者服务，广告发布者应当显著标明"广告"，与自然搜索结果明显区分。除法律、行政法规禁止发布或者变相发布广告的情形外，通过知识介绍、体验分享、消费测评等形式推销商品或者服务，并附加购物链接等购买方式的，广告发布者应当显著标明"广告" ④以弹出等形式发布互联网广告，广告主、广告发布者应当显著标明关闭标志，确保一键关闭 ⑤在针对未成年人的网站、网页、互联网应用程序、公众号等互联网媒介上不得发布医疗、药品、保健食品、特殊医学用途配方食品、医疗器械、化妆品、酒类、美容广告，以及不利于未成年人身心健康的网络游戏广告

第三节　药品安全信息与品种档案管理

一、上市药品信息公开与内容查询

1.	**信息公开原则**	药品安全信息公开应当遵循全面、及时、准确、客观、公正的原则
2.	**信息公开清单**	药品安全监管信息公开清单包括公开事项、具体内容、公开时限、公开部门等
3.	**信息公开的内容**	药品的产品注册、生产经营许可、监督检查、监督抽检、行政处罚等
4.	**查询途径和方式**	①公众可以登录国家药品监督管理局网站查询相关数据 ②通过药审中心门户网站公开药品审评审批信息

二、药品安全信用档案和安全信息统一公布制度

1. 建立药品安全信用档案	药监部门建立药品上市许可持有人、药品生产企业、药品经营企业、药物非临床安全性评价研究机构、药物临床试验机构和医疗机构药品安全信用档案；对有不良信用记录的，增加监督检查频次，并可以按照国家规定实施联合惩戒
2. 药品安全信息统一公布制度	①国家药品安全总体情况、药品安全风险警示信息、重大药品安全事件及其调查处理信息和国务院确定需要统一公布的其他信息由国家药监部门统一公布 ②药品安全风险警示信息和重大药品安全事件及其调查处理信息的影响限于特定区域的，也可以由有关省药监部门公布。未经授权不得发布上述信息

三、药品投诉举报信息

1. 投诉举报的途径	①投诉举报的具体途径："12315"电话、网络、信件、走访等投诉举报渠道 ②投诉举报的处理部门：被投诉人实际经营地或者住所地县级市场监督管理部门
2. 举报人信息的保密	市场监督管理部门应当对举报人的信息予以保密。涉及商业秘密、个人隐私等信息，确需公开的，依照有关规定执行

四、药品品种档案管理

1. 药品品种档案主要内容	药品品种档案是关于每个药品审评、审批、上市后监管等全生命周期的完整信息档案，主要有受理、审评记录、药品处方、生产工艺、质量标准、标签和说明书、药品不良反应、监督检查、变更申请和审批、召回记录，以及其他重要内容
2. 药品品种档案管理	药品品种档案管理主要包括文件类别的设定、格式和装订要求、申报流程、审批授权流程、文件的保管和变更，以及终止。药品品种档案可以是纸质的，也可以是电子文本
3.《中国上市药品目录集》	目录集收录批准上市的创新药、改良型新药、化学药品新注册分类的仿制药以及通过质量和疗效一致性评价药品的具体信息

第四节 反不正当竞争

不正当竞争行为

1. 混淆行为	①擅自使用与他人有一定影响的商品名称、包装、装潢等相同或者近似的标识 ②擅自使用他人有一定影响的企业名称、社会组织名称、姓名 ③擅自使用他人有一定影响的域名主体部分、网站名称、网页等 ④其他足以引人误认为是他人商品或者与他人存在特定联系的混淆行为
2. 商业贿赂	①经营者不得采用财物或者其他手段贿赂下列单位或者个人，以谋取交易机会或者竞争优势：交易相对方的工作人员；受交易相对方委托办理相关事务的单位或者个人；利用职权或者影响力影响交易的单位或者个人 ②经营者在交易活动中，可以以明示方式向交易相对方支付折扣，或者向中间人支付佣金。经营者向交易相对方支付折扣、向中间人支付佣金的，应当如实入账。接受折扣、佣金的经营者也应当如实入账
3. 虚假宣传	①经营者不得对其商品的性能、功能、质量、销售状况、用户评价、曾获荣誉等作虚假或者引人误解的商业宣传，欺骗、误导消费者 ②经营者不得通过组织虚假交易等方式，帮助其他经营者进行虚假或者引人误解的商业宣传 ③通过虚假交易生成不真实的销量数据、用户好评的"刷单炒信"，会对消费者的购物决策产生严重误导，定性为虚假商业宣传 ④可以认定为"引人误解的商业宣传"：经营者对商品作片面的宣传或者对比；经营者将科学上未有定论的观点、现象等当作定论的事实用于商品宣传；经营者使用歧义性语言进行商业宣传；经营者其他足以引人误解的商业宣传行为欺骗、误导相关公众
4. 侵犯商业秘密	①以盗窃、贿赂、欺诈、胁迫、电子侵入或者其他不正当手段获取权利人的商业秘密 ②披露、使用或者允许他人使用以前项手段获取的权利人的商业秘密

续表

4. 侵犯商业秘密	③违反保密义务或者违反权利人有关保守商业秘密的要求，披露、使用或者允许他人使用其所掌握的商业秘密 ④教唆、引诱、帮助他人违反保密义务或者违反权利人有关保守商业秘密的要求，获取、披露、使用或者允许他人使用权利人的商业秘密 ⑤第三人明知或者应知商业秘密权利人的员工、前员工或者其他单位、个人以不正当手段获取权利人的商业秘密，仍获取、披露、使用或者允许他人使用该商业秘密的，视为侵犯商业秘密
5. 不正当有奖销售	①所设奖的种类、兑奖条件、奖金金额或者奖品等有奖销售信息不明确，影响兑奖 ②采用谎称有奖或者故意让内定人员中奖的欺骗方式进行有奖销售 ③抽奖式的有奖销售，最高奖的金额超过 5 万元
6. 诋毁商誉	①经营者不得编造、传播虚假信息或者误导性信息，损害竞争对手的商业信誉、商品声誉 ②经营者传播他人编造的虚假信息或者误导性信息，损害竞争对手的商业信誉、商品声誉
7. 互联网不正当竞争行为	①未经其他经营者和用户同意，在其合法提供的网络产品或者服务中，插入链接、强制进行目标跳转 ②误导、欺骗、强迫用户修改、关闭、卸载其他经营者合法提供的网络产品或者服务 ③恶意对其他经营者合法提供的网络产品或者服务实施不兼容 ④其他妨碍、破坏其他经营者合法提供的网络产品或者服务正常运行的行为

第五节　消费者权益保护

一、消费者的权利

1. 安全保障权	在购买、使用商品和接受服务时享有人身、财产不受损害的权利，有权要求经营者提供的商品和服务，符合保障人身、财产安全的要求

续表

2. 真相知悉权	有知悉其购买、使用的商品或接受的服务的真实情况的权利。有权要求经营者提供价格、产地、生产者等情况
3. 自主选择权	享有自主选择商品或服务的权利
4. 公平交易权	有权获得质量保障、价格合理、计量正确等公平交易条件
5. 获取赔偿权	因购买、使用商品或者接受服务受到人身、财产损害的,享有获得赔偿的权利
6. 维权结社权	有依法成立维护自身合法权益的社会组织的权利
7. 知识获取权	获得有关消费和消费者权益保护方面的知识的权利
8. 隐私保护权	在购买、使用商品和接受服务时,享有人格尊严、民族风俗习惯得到尊重的权利
9. 监督举报权	对商品和服务以及保护消费者权益工作进行监督的权利

二、经营者的义务

1. 履行义务的义务	经营者向消费者提供商品或者服务,应当依照本法和其他有关法律、法规的规定履行义务。不得设定不公平、不合理的交易条件,不得强制交易
2. 接受监督的义务	经营者应当听取消费者对其提供的商品或者服务的意见,接受消费者的监督
3. 保证安全的义务	应当保证其提供的商品或者服务符合保障人身、财产安全的要求。发现其经营的商品或者服务缺陷,有危及人身、财产安全危险的,应立即向有关部门报告和告知消费者,并采取措施
4. 提供信息的义务	应向消费者提供有关商品或者服务的信息,应当真实、全面,不得作引入误解的虚假宣传,并明码标价
5. 真实标记的义务	应当标明其真实名称和标记
6. 出具凭证的义务	提供购货凭证或服务单据

续表

7. 保证质量的义务	应当保证其提供的商品或者服务的质量。购买商品或接受服务前已经知道其存在瑕疵，且存在该瑕疵不违反法律强制性规定的除外
8. 履行"三包"或其他责任的义务	①可以依照国家规定、当事人约定退货，或者要求经营者履行更换、修理等义务。没有国家规定和当事人约定的，消费者可以自收到商品之日起七日内退货 ②经营者采用网络、电视、电话、邮购等方式销售商品，消费者有权自收到商品之日起七日内退货
9. 不得单方作出对消费者不利规定的义务	不得以格式条款、通知、声明、店堂告示等方式作出对消费者不公平、不合理的规定
10. 不得侵犯消费者人身自由的权利的义务	不得对消费者侮辱、诽谤，不得搜身，不得侵犯消费者的人身自由
11. 为消费者提供相关服务信息的义务	①采用网络、电视、电话、邮购等方式提供商品或者服务的经营者，以及提供证券等金融服务的经营者，应当向消费者提供经营地址、联系方式、商品或者服务的数量和质量、价款或者费用、履行期限和方式、安全注意事项和风险警示、售后服务、民事责任等信息 ②直播间运营者、直播营销人员发布的直播内容构成商业广告的，应履行广告发布者、广告经营者或者广告代言人的义务
12. 依法收集、使用、保护消费者个人信息的义务	经营者收集、使用消费者个人信息，应按规定，明示并经消费者同意。未经同意者，不得向其发送商业性信息

🎯 高频考点速记

1. 药品说明书的格式、内容和书写要求

（1）"警示语"：应当在说明书标题下以醒目的黑体字注明。

（2）【药品名称】按下列顺序列出：通用名称、商品名称、英文名称、汉语拼音。

（3）【成分】：药品说明书应当列出全部活性成分或者组方中的全部中药药味。注射剂和非处方药还应当列出所用的全部辅料名称。药品处方中含有可能引起严重不良反应的成分或者辅料的，应当予以说明。

（4）【不良反应】：按不良反应的严重程度、发生的频率或症状的系统性列出。

（5）【禁忌】：列出该药品不能应用的各种情况，例如禁止应用该药品的人群、疾病等情况。非处方药【禁忌】内容应采用加重字体印刷。

（6）【注意事项】

①需要慎用的情况（如肝、肾功能的问题）。

②影响药物疗效的因素（如食物、烟、酒）。

③用药过程中需观察的情况（如过敏反应，定期检查血象、肝功能、肾功能）。

④用药对于临床检验的影响。

⑤药物滥用或者药物依赖性内容。

⑥与中医理论有关的证候、配伍、妊娠、饮食等注意事项。

⑦含有可能引起严重不良反应的成分或辅料。

⑧注射剂需进行皮内敏感试验。

⑨中药和化学药品组成的复方制剂，必须列出成分中化学药品的相关内容及注意事项。

⑩非处方药【注意事项】内容应采用加重字体印刷。

（7）【药物相互作用】：列出与该药产生相互作用的药品或者药品类别，并说明相互作用的结果及合并用药的注意事项。

2. 对比记忆

（1）处方药的说明书标题下方应当注明：请仔细阅读说明书并在医师指导下使用。

（2）非处方药的说明书标题下方应当注明：请仔细阅读说明书并按说明使用或在药师指导下购买和使用。

（3）古代经典名方中药复方制剂的说明书标题下方应当注明：本品仅作为处方药供中医临床使用。

3. 同品种药品标签的规定

（1）同一药品生产企业生产的同一药品，药品规格和包装规格均相同的，其标签的内容、格式及颜色必须一致；药品规格或者包装规格不同的，其标签应当明显区别或者规格项明显标注。

（2）同一药品生产企业生产的同一药品，分别按处方药与非处方药管理的，两者的包装颜色应当明显区别。

4. 药品标签上药品有效期的规定

（1）具体标注格式为"有效期至×××年×月"或者"有效期全×××年××月××日"；"有效期全××××.××"；"有效期至××××/××/××"等。

（2）预防用生物制品有效期的标注按照国家药品监督管理局批准的注册标准执行，治疗用生物制品有效期的标注应自分装日期计算，其他药品有效期的标注以生产日期计算。

（3）有效期若标注到日，应当为起算日期对应年月日的前一天；若标注到月，应当为起算月份对应年月的前一月。

5. 药品标签印制内容要求

（1）不得印制"××省专销""原装正品""进口原料""驰名商标""专利药品""××监制""××总经销"

"××总代理"等字样。

（2）可以印制"企业防伪标识""企业识别码""企业形象标志"等文字图案。

6. 说明书和标签中药品名称的使用

（1）药品通用名称：①应当显著、突出，其字体、字号和颜色必须一致符合；②不得选用草书、篆书等不易识别的字体，不得使用斜体、中空、阴影等形式对字体进行修饰；③字体颜色应当使用黑色或者白色，不得使用其他颜色，浅黑、灰黑、亮白、乳白等黑、白色号均可使用，但应与其背景形成强烈反差。

（2）药品商品名称：①药品商品名称不得与通用名称同行书写；②字体和颜色不得比通用名称更突出和显著；③字体以单字面积计不得大于通用名称所用字体的二分之一。

（3）注册商标：①药品说明书和标签中禁止使用未经注册的商标以及其他未经国家药品监督管理局批准的药品名称；②药品标签使用注册商标的，应当印刷在药品标签的边角；③含文字的注册商标，其字体以单字面积计不得大于通用名称所用字体的四分之一。

7. 药品说明书和标签的标识管理：麻醉药品、精神药品、医疗用毒性药品、放射性药品、外用药品和非处方药的标签、说明书，应当印有规定的标志。

8. 药品广告的审查部门

（1）各省（区、市）市场监督管理部门、药品监督管理部门负责药品、医疗器械、保健食品和特殊医学用途配方食品广告审查。

（2）药品广告中只宣传产品名称（含药品通用名称和药品商品名称）的，不再对其内容进行审查。

9. 对比记忆

（1）处方药广告显著标明"本广告仅供医学药学专业人士阅读"。

（2）非处方药广告显著标明非处方药标识（OTC）和"请按药品说明书或者在药师指导下购买和使用"。

10. 广告中不得出现的情形：①使用或者变相使用国家机关、国家机关工作人员、军队单位或者军队人员的名义或者形象，或者利用军队装备、设施等从事广告宣传。②使用科研单位、学术机构、行业协会或者专家、学者、医师、药师、临床营养师、患者等的名义或者形象作推荐、证明。③违反科学规律，明示或者暗示可以治疗所有疾病、适应所有症状、适应所有人群，或者正常生活和治疗病症所必需等内容。④引起公众对所处健康状况和所患疾病产生不必要的担忧和恐惧，或者使公众误解不使用该产品会患某种疾病或者加重病情的内容。⑤含有"安全""安全无毒副作用""毒副作用小"；明示或者暗示成分为"天然"，因而安全性有保证等内容。⑥含有"热销、抢购、试用""家庭必备、免费治疗、免费赠送"等诱导性内容，"评比、排序、推荐、指定、选用、获奖"等综合性评价内容，"无效退款、保险公司保险"等保证性内容，怂恿消费者任意、过量使用药品的内容。⑦含有医疗机构的名称、地址、联系方式、诊疗项目、诊疗方法以及有关义诊、医疗咨询电话、开设特约门诊等医疗服务的内容。

11. 不得发布广告的产品：①麻醉药品、精神药品、医疗用毒性药品、放射性药品、药品类易制毒化学品，以及戒毒治疗的药品、医疗器械。②军队特需药品、军队医疗机构配制的制剂。③医疗机构配制的制剂。④依法停止或者禁止生产、销售或者使用的药品、医疗器械、保健食品和特殊医学用途配方食品。

12. 对比记忆

（1）处方药只准在国家卫生健康委员会和国家药品监督管理局共同指定的专业性医学、药学专业刊物上发布广告，不得在大众传播媒介发布广告或者以其他方式进行以公众为对象的广告宣传。

（2）非处方药经审批可以在大众传播媒介进行广告宣传。

13. 广告批准文号

（1）新的药品、医疗器械、保健食品和特殊医学用途配方食品广告批准文号的有效期与产品注册证明文件、备案凭证或者生产许可文件最短的有效期一致。

（2）产品注册证明文件、备案凭证或者生产许可文件未规定有效期的，广告批准文号有效期为两年。

（3）广告批准文号的文书格式：X 药/械/食健/食特广审（视/声/文）第 000000 - 00000 号。"X"为省、自治区、直辖市的简称，数字前 6 位是有效期截止日（年份的后两位＋月份＋日期），后 5 位是省（区、市）广告审查机关当年的广告文号流水号。

14. **国家实行药品安全信息统一公布制度**：国家药品安全总体情况、药品安全风险警示信息、重大药品安全事件及其调查处理信息和国务院确定需要统一公布的其他信息由国务院药品监督管理部门统一公布。药品安全风险警示信息和重大药品安全事件及其调查处理信息的影响限于特定区域的，也可以由有关省（区、市）药品监督管理部门公布。未经授权不得发布上述信息。

15. **不正当竞争行为**：混淆行为、商业贿赂、虚假宣传、侵犯商业秘密、不正当有奖销售、诋毁商誉、互联网不正当竞争行为。

16. 消费者权利：安全保障权、真相知悉权、自主选择权、公平交易权、获取赔偿权、维权结社权、知识获取权、隐私保护权、监督举报权。

17. 经营者义务：履行义务的义务、接受监督的义务、保证安全的义务、提供信息的义务、真实标记的义务、出具凭证的义务、保证质量的义务、履行"三包"或其他责任的义务、不得单方作出对消费者不利规定的义务、不得侵犯消费者人身自由的权利的义务、为消费者提供相关服务信息的义务、依法收集、使用、保护消费者个人信息的义务。

第九章　医疗器械、化妆品和特殊食品管理

第一节　医疗器械管理

一、医疗器械管理的基本要求

	第一类医疗器械	第二类医疗器械	第三类医疗器械
1. 分类	风险程度低，实行常规管理可以保证其安全、有效的医疗器械	具有中度风险，需要严格控制管理以保证其安全、有效的医疗器械	具有较高风险，需要采取特别措施严格控制管理以保证其安全、有效的医疗器械
2. 医疗器械产品	非无菌外科用手术器械、听诊器（无电能）、反光镜、反光灯、医用放大镜、（中医用）刮痧板、橡皮膏、透气胶带等	血压计、体温计、心电图机、脑电图机、手术显微镜、（中医用）针灸针、助听器（非植入式）、皮肤吻合器、避孕套、避孕帽、无菌医用手套、医学影像处理软件等	心脏起搏器、体外反搏装置、超声肿瘤聚焦刀、高频电刀、微波手术刀、医用磁共振成像设备、钴60治疗机、正电子发射断层扫描装置（PECT）、植入器材、植入式人工器官、血管内导管、一次性使用输液器、输血器等

续表

	第一类医疗器械	第二类医疗器械	第三类医疗器械
3. 产品注册与备案管理	①境内医疗器械备案，向所在地设区的市级药监部门提交备案资料备案 ②进口、港澳台医疗器械备案，向国家药品监督管理局提交备案资料	①境内医疗器械注册，由省级药监部门审查、批准后发给医疗器械注册证 ②进口、港澳台医疗器械注册，由国家药品监督管理局审查、批准后发给医疗器械注册证	医疗器械注册，由国家药品监督管理局审查、批准后发给医疗器械注册证
4. 医疗器械注册证格式与备案编号格式	×1械备××× ×2××× ×3号 ①×1为备案部门所在地的简称：进口第一类医疗器械为"国"字；境内第一类医疗器械为备案部门所在地省、自治区、直辖市简称加所在地设区的市级行政区域的简称（无相应设区的市级行政区域时，仅为省、自治区、直辖市的简称） ②×××2为备案年份 ③×××3为备案流水号	×1械注×2×××3×4×5×××6 ①×1为注册审批部门所在地的简称：境内第三类医疗器械、进口第二类、第三类医疗器械为"国"字；境内第二类医疗器械为注册审批部门所在省、自治区、直辖市简称 ②×2为注册形式；"准"字适用于境内医疗器械；"进"字适用于进口医疗器械；"许"字适用于香港、澳门、台湾地区的医疗器械 ③×××3为首次注册年份 ④×4为产品管理类别 ⑤××5为产品分类编码 ⑥××××6为首次注册流水号 ⑦延续注册的，××××3和××××6数字不变。产品管理类别调整的，应当重新编号	

续表

	第一类医疗器械	第二类医疗器械	第三类医疗器械
5. 体外诊断试剂的注册管理	国家对体外诊断试剂的注册管理分为两类，其中用于血源筛查和采用放射性核素标记的体外诊断试剂按照药品进行管理，其他体外诊断试剂均按照医疗器械进行管理		
6. 医疗器械的管理部门	国家药监部门负责全国医疗器械监督管理工作。县级以上药监部门负责本行政区域的医疗器械监督管理工作		

二、医疗器械说明书和标签管理

1. 应标明的事项	①通用名称、型号、规格 ②医疗器械注册人、备案人、受托生产企业的名称、地址及联系方式 ③生产日期、使用期限或者失效日期 ④产品性能、主要结构、适用范围 ⑤禁忌、注意事项以及其他需要警示或者提示的内容 ⑥安装和使用说明或者图示 ⑦维护和保养方法，特殊运输、贮存条件、方法 ⑧第二类、第三类医疗器械还应当标明医疗器械注册证编号 ⑨进口医疗器械应有中文说明书、中文标签
2. 不得含有的内容	①含有"疗效最佳""保证治愈""包治""根治""即刻见效""完全无毒副作用"等表示功效的断言或者保证的 ②含有"最高技术""最科学""最先进""最佳"等绝对化语言和表示的 ③说明治愈率或者有效率的 ④与其他企业产品的功效和安全性相比较的 ⑤含有"保险公司保险""无效退款"等承诺性语言的 ⑥利用任何单位或者个人的名义、形象作证明或者推荐的 ⑦含有误导性说明，使人感到已经患某种疾病，或者使人误解不使用该医疗器械会患某种疾病或者加重病情的表述，以及其他虚假、夸大、误导性的内容

三、医疗器械上市与生产管理

1. 医疗器械加快审评审批的规定	①对用于治疗罕见疾病、严重危及生命且尚无有效治疗手段的疾病和应对公共卫生事件等急需的医疗器械，受理注册申请的药监部门可以作出附条件批准决定，并在医疗器械注册证中载明相关事项 ②出现特别重大突发公共卫生事件或者其他严重威胁公众健康的紧急事件，国务院卫生主管部门、国务院疾病预防控制部门根据预防、控制事件的需要提出紧急使用医疗器械的建议，经国家药监部门组织论证同意后可以在一定范围和期限内紧急使用
2. 医疗器械标准管理	①医疗器械标准按照其效力分为强制性标准和推荐性标准。对保障人体健康和生命安全的技术要求，应当制定为医疗器械强制性国家标准和强制性行业标准。对满足基础通用、与强制性标准配套、对医疗器械产业起引领作用等需要的技术要求，可以制定为医疗器械推荐性国家标准和推荐性行业标准 ②医疗器械产品应当符合医疗器械强制性国家标准；尚无强制性国家标准的，应当符合医疗器械强制性行业标准
3. 医疗器械生产许可与备案管理	①从事第一类医疗器械生产活动，应当向所在地设区的市级药品监督管理部门办理医疗器械生产备案 ②开办第二类、第三类医疗器械生产企业的，应当向所在地省级药监部门申请生产许可。《医疗器械生产许可证》有效期为 5 年，有效期届满前 90 个工作日至 30 个工作日期间提出延续申请 ③医疗器械注册人、备案人可以自行生产医疗器械，也可以委托符合规定、具备相应条件的企业生产医疗器械。具有高风险的植入性医疗器械不得委托生产 （生产：一市备、二三市许）

4. 医疗器械生产质量管理	①医疗器械注册人、备案人、受托生产企业应遵守医疗器械生产质量管理规范 ②医疗器械注册人、备案人应当负责产品上市放行，建立产品上市放行规程 ③委托生产的，医疗器械注册人、备案人还应当对受托生产企业的生产放行文件进行审核。受托生产企业应当建立生产放行规程 ④医疗器械注册人、备案人应当建立并实施产品追溯制度，保证产品可追溯。受托生产企业应当协助注册人、备案人实施产品追溯
5. 落实生产分级监管职责	①国家药品监督管理局负责指导和检查全国医疗器械生产分级监管工作，制定医疗器械生产重点监管品种目录 ②省级药监部门负责制定本行政区域医疗器械生产重点监管品种目录，组织实施医疗器械生产分级监管工作 ③设区的市级药监部门依法按职责负责本行政区域第一类医疗器械生产分级监管的具体工作
6. 监管级别划分	①对风险程度高的企业实施四级监管，主要包括生产本行政区域重点监管品种目录产品，以及质量管理体系运行状况差、有严重不良监管信用记录的企业 ②对风险程度较高的企业实施三级监管，主要包括生产除本行政区域重点监管品种目录以外第三类医疗器械，以及质量管理体系运行状况较差、有不良监管信用记录的企业 ③对风险程度一般的企业实施二级监管，主要包括生产除本行政区域重点监管品种目录以外第二类医疗器械的企业 ④对风险程度较低的企业实施一级监管，主要包括生产第一类医疗器械的企业 ⑤涉及多个监管级别的，按照最高级别进行监管
7. 监管检查要求	①对实施四级监管的企业，每年全项目检查不少于1次 ②对实施三级监管的，每年检查不少于1次，其中每两年全项目检查不少于1次 ③对实施二级监管的，原则上每两年检查不少于1次 ④对实施一级监管的，原则上每年随机抽取本行政区域25%以上的企业进行监督检查

四、医疗器械经营管理

	第一类医疗器械	第二类医疗器械	第三类医疗器械
1. 经营许可备案	经营不需许可和备案	①经营实行备案管理，设区的市级药品监督管理部门备案 ②对产品安全性、有效性不受流通过程影响的第二类医疗器械，可以免予经营备案	经营实行许可管理，设区的市级药品监督管理部门颁发《医疗器械经营许可证》
2. 许可证有效期	—	—	有效期为 5 年
3. 经营质量管理	①企业应当建立并执行进货查验记录制度。从事第二类、第三类医疗器械批发业务以及第三类医疗器械零售业务的经营企业应当建立销售记录制度 ②进货查验记录和销售记录应当保存至医疗器械有效期后 2 年；没有有效期的，不得少于 5 年。植入类医疗器械进货查验记录和销售记录应当永久保存		
4. 监管级别划分	①对风险程度高的企业实施四级监管，主要包括"为其他医疗器械注册人、备案人和生产经营企业专门提供贮存、运输服务的"经营企业和风险会商确定的重点检查企业 ②对风险程度较高的企业实施三级监管，主要包括本行政区域医疗器械经营重点监管品种目录产品涉及的批发企业，上年度存在行政处罚或者存在不良监管信用记录的经营企业 ③对风险程度一般的企业实施二级监管，主要包括除三级、四级监管以外的经营第二、三类医疗器械的批发企业，本行政区域医疗器械经营重点监管品种目录产品涉及的零售企业 ④对风险程度较低的企业实施一级监管，主要包括除二、三、四级监管以外的其他医疗器械经营企业		

续表

	第一类医疗器械	第二类医疗器械	第三类医疗器械
5. 监管检查要求	①实施四级监管的企业，设区的市级药品监督管理部门每年组织全项目检查不少于1次 ②实施三级监管的企业，设区的市级药品监督管理部门每年组织检查不少于一次，其中每两年全项目检查不少于1次 ③实施二级监管的企业，县级药品监督管理部门每两年组织检查不少于1次，对角膜接触镜类和防护类产品零售企业可以根据监管需要确定检查频次 ④实施一级监管的企业，县级药品监督管理部门按照有关要求，每年随机抽取本行政区域25%以上的企业进行监督检查，4年内达到全覆盖		

五、医疗器械网络销售管理

1. 企业资质要求	①从事医疗器械网络销售的企业，应是医疗器械注册人、备案人或者依法取得医疗器械生产许可、经营许可或者办理备案的医疗器械生产经营企业 ②注册人、备案人通过网络销售其医疗器械，不需要办理经营许可或者备案，其销售条件应当符合要求
2. 网络销售管理	①通过自建网站开展医疗器械网络销售的企业和电子商务平台经营者，应依法取得《互联网药品信息服务资格证书》 ②从事医疗器械网络销售的企业，应当在其主页面显著位置展示其医疗器械生产经营许可证件或者备案编号，产品页面应当展示该产品的医疗器械注册证或者备案编号 ③电子商务平台经营者应当向所在地省级药监部门备案，在其网站主页面显著位置标注备案编号 ④电子商务平台经营者发现入网医疗器械经营者有违法行为的，应当及时制止并立即报告医疗器械经营者所在地设区的市级药监部门

六、医疗器械使用管理

1. 质量管理	医疗器械使用单位应配备与其规模相适应的医疗器械质量管理机构或者质量管理人员，建立覆盖质量管理全过程的使用质量管理制度
2. 统一采购	①医疗器械使用单位应当对医疗器械采购实行统一管理，由其指定的部门或者人员统一采购医疗器械 ②医疗器械使用单位配置大型医用设备，经省级以上卫生主管部门批准，取得大型医用设备配置许可证
3. 进货查验记录	①进货查验记录应当保存至医疗器械规定使用期限届满后2年或者使用终止后2年 ②大型医疗器械进货查验记录应当保存至医疗器械规定使用期限届满后5年或者使用终止后5年 ③植入性医疗器械进货查验记录应当永久保存 ④医疗器械使用单位应当妥善保存购入第三类医疗器械的原始资料，确保信息具有可追溯性
4. 转让在用医疗器械	医疗器械使用单位之间转让在用医疗器械，转让方应当确保所转让的医疗器械安全、有效，不得转让过期、失效、淘汰以及检验不合格的医疗器械
5. 安全隐患处理	发现使用的医疗器械存在安全隐患的，医疗器械使用单位应当立即停止使用，并通知医疗器械注册人、备案人或者其他负责产品质量的机构进行检修；经检修仍不能达到使用安全标准的医疗器械，不得继续使用

七、医疗器械不良事件监测及处理

1. 医疗器械不良事件的界定	①医疗器械不良事件，是指已上市的医疗器械，在正常使用情况下发生的，导致或者可能导致人体伤害的各种有害事件 ②因医疗器械产品质量问题导致的伤害事件或者故障事件均属于医疗器械不良事件的范围
2. 医疗器械不良事件报告原则	可疑即报

续表

3. 个例医疗器械不良事件报告的时限要求	①导致死亡的应在7日内报告；导致严重伤害、可能导致严重伤害或死亡的，应在20日内报告 ②境外医疗器械注册人、备案人和在境外销售国产医疗器械的注册人、备案人发现或获知在境外发生的导致或可能导致严重伤害或者死亡的可疑不良事件的，应在30日内报告
4. 群体医疗器械不良事件报告的时限要求	①12小时内报告不良事件发生地省级药监部门和卫生行政部门，必要时可越级报告，同时报告群体不良事件基本信息，对每一事件应在24小时内按个例事件报告 ②注册人、备案人应当立即暂停生产、销售，开展自查，通知使用单位停止使用相关产品，自查结果于7日内向所在地及不良事件发生地省级药监部门和监测机构报告 ③经营企业、使用单位应当在12小时内告知注册人、备案人，启动自查并配合注册人、备案人调查

八、医疗器械召回管理

1. 医疗器械召回的界定	医疗器械召回，是指医疗器械注册人、备案人按照规定的程序对其已上市销售的某一类别、型号或者批次的存在缺陷的医疗器械产品，采取警示、检查、修理、重新标签、修改并完善说明书、软件更新、替换、收回、销毁等方式进行处理的行为
2. 医疗器械注册人、备案人义务	医疗器械注册人、备案人是控制与消除产品缺陷的责任主体，应当主动对缺陷产品实施召回
3. 医疗器械受托生产企业经营企业和使用单位的义务	医疗器械受托生产企业、经营企业发现生产、经营的医疗器械存在缺陷的，应当立即停止生产、经营，及时通知医疗器械注册人、备案人，并记录停止生产、经营和通知情况。医疗器械注册人、备案人认为需要召回的医疗器械，应当立即召回

九、医疗器械召回分级

召回分级	召回情形	医疗器械注册人、备案人通知企业召回时限
1. 一级召回	使用该医疗器械可能或者已经引起严重健康危害的	1 日内
2. 二级召回	使用该医疗器械可能或者已经引起暂时的或者可逆的健康危害的	3 日内
3. 三级召回	使用该医疗器械引起危害的可能性较小但仍需要召回的	7 日内

第二节 化妆品管理

一、化妆品管理的基本概念

1. 化妆品的界定	①化妆品，是指以涂擦、喷洒或其他类似的方式，施用于皮肤、毛发、指甲、口唇等人体表面，以清洁、保护、美化、修饰为目的的日用化学工业产品 ②牙膏不属于化妆品的定义，但是参照普通化妆品管理。香皂符合化妆品定义，但是仅宣称具有特殊化妆品功效按照化妆品管理
2. 化妆品的分类	①国家按照风险程度对化妆品、化妆品原料实行分类管理 ②化妆品分为特殊化妆品和普通化妆品。国家对特殊化妆品实行注册管理，对普通化妆品实行备案管理 ③特殊化妆品，是指用于染发、烫发、祛斑美白、防晒、防脱发的化妆品以及宣称新功效的化妆品
3. 化妆品原料管理	①注册管理：具有防腐、防晒、着色、染发、祛斑美白功能的化妆品新原料，经国家药品监督管理局注册后方可使用 ②备案管理：其他化妆品新原料应当在使用前向国家药品监督管理局备案

续表

4. 化妆品注册备案管理	①特殊化妆品注册管理：特殊化妆品经国家药品监督管理局注册后方可生产、进口 ②普通化妆品备案管理：国产普通化妆品应当在上市销售前向备案人所在地省级药监部门备案。进口普通化妆品应当在进口前向国家药品监督管理局备案
5. 普通化妆品备案编号规则	①国产产品：省、自治区、直辖市简称＋G妆网备字＋四位年份数＋本年度行政区域内备案产品顺序数 ②进口产品：国妆网备进字（境内责任人所在省、自治区、直辖市简称）＋四位年份数＋本年度全国备案产品顺序数 ③中国台湾、香港、澳门产品：国妆网备制字（境内责任人所在省、自治区、直辖市简称）＋四位年份数＋本年度全国备案产品顺序数
6. 特殊化妆品注册编号规则	①国产产品：国妆特字＋四位年份数＋本年度注册产品顺序数 ②进口产品：国妆特进字＋四位年份数＋本年度注册产品顺序数 ③中国台湾、香港、澳门产品：国妆特制字＋四位年份数＋本年度注册产品顺序数
7. 延续注册与变更注册	①特殊化妆品注册证有效期为5年，有效期届满30个工作日前提出延续注册的申请 ②已经注册的特殊化妆品在生产工艺、功效宣称等方面发生实质性变化的，注册人应当向原注册部门申请变更注册
8. 化妆品的管理部门	国家药品监督管理局负责全国化妆品监督管理工作

二、化妆品生产经营管理

1. 化妆品生产许可	①生产化妆品由省级药监部门颁发《化妆品生产许可证》，生产许可证有效期为5年 ②具备儿童护肤类、眼部护肤类化妆品生产条件的，应当在生产许可项目中特别标注
2. 化妆品质量安全责任	化妆品注册人、备案人、受托生产企业应当建立化妆品质量安全责任制，落实化妆品质量安全主体责任

3. 进货查验记录、产品销售记录	化妆品注册人、备案人、受托生产企业应当建立并执行原料以及直接接触化妆品的包装材料进货查验记录制度、产品销售记录制度，记录保存期限不得少于产品使用期限期满后 1 年；产品使用期限不足 1 年的，记录保存期限不少于 2 年
4. 化妆品经营管理	电子商务平台经营者应当对平台内化妆品经营者进行实名登记
5. 化妆品标签要求	①化妆品的最小销售单元应有标签 ②进口化妆品可以直接使用中文标签，也可以加贴中文标签；加贴中文标签的，中文标签内容应当与原标签内容一致 ③化妆品标签标注的事项应当真实、合法，不得含有明示或者暗示具有医疗作用，以及虚假或者引人误解、违背社会公序良俗等违反法律法规的内容
6. 儿童化妆品管理	①儿童化妆品，是指适用于年龄在 12 岁以下（含 12 岁）儿童，具有清洁、保湿、爽身、防晒等功效的化妆品 ②儿童化妆品应在销售包装展示面标注国务院药品监督管理部门规定的儿童化妆品标志。非儿童化妆品不得标注儿童化妆品标志

第三节　特殊食品管理

一、保健食品管理

1. 保健食品的界定	保健食品是指声称具有特定保健功能或者以补充维生素、矿物质为目的的食品，即适宜于特定人群食用，具有调节机体功能，不以治疗疾病为目的，并且对人体不产生任何急性、亚急性或者慢性危害的食品
2. 注册与备案管理	①使用保健食品原料目录以外原料的保健食品和首次进口的保健食品应当经国务院食品安全监督管理部门注册 ②首次进口的保健食品中属于补充维生素、矿物质等营养物质的，应当报国务院食品安全监督管理部门备案 ③其他保健食品应当报省级食品安全监督管理部门备案

续表

3. 注册号与备案号格式	①注册的保健食品 国产保健食品注册号格式为：国食健注 G + 4 位年代号 + 4 位顺序号；进口保健食品注册号格式为：国食健注 J + 4 位年代号 + 4 位顺序号。保健食品注册证书有效期为 5 年 ②备案的保健食品 国产保健食品备案号格式为：食健备 G + 4 位年代号 + 2 位省级行政区域代码 + 6 位顺序编号；进口保健食品备案号格式为：食健备 J + 4 位年代号 + 00 + 6 位顺序编号
4. 标签要求	保健食品的标签、说明书不得涉及疾病预防、治疗功能，并声明"本品不能代替药物"
5. 广告发布内容	广告应当显著标明"保健食品不是药物，不能代替药物治疗疾病"

二、特殊医学用途配方食品和婴幼儿配方食品管理

1. 特殊医学用途配方食品的界定	特殊医学用途配方食品，是指为满足进食受限、消化吸收障碍、代谢紊乱或者特定疾病状态人群对营养素或者膳食的特殊需要，专门加工配制而成的配方食品，包括适用于 0 月龄至 12 月龄的特殊医学用途婴儿配方食品和适用于 1 岁以上人群的特殊医学用途配方食品
2. 特殊医学用途配方食品注册	①特殊医学用途配方食品应经国务院食品安全监督管理部门注册，注册证书有效期限为 5 年 ②注册号的格式为：国食注字 TY + 四位年代号 + 四位顺序号，其中 TY 代表特殊医学用途配方食品
3. 婴幼儿配方乳粉产品配方注册	①婴幼儿配方乳粉的产品配方应经国务院食品安全监督管理部门注册，注册证书有效期限为 5 年 ②注册号格式为：国食注字 YP + 四位年代号 + 四位顺序号，其中 YP 代表婴幼儿配方乳粉产品配方

续表

4. 婴幼儿配方食品生产管理	①婴幼儿配方食品生产企业应当实施从原料进厂到成品出厂的全过程质量控制，对出厂的婴幼儿配方食品实施逐批检验 ②生产婴幼儿配方食品使用的生鲜乳、辅料等食品原料、食品添加剂等，应符合规定和食品安全国家标准，保证婴幼儿生长发育所需的营养成分 ③婴幼儿配方食品生产企业应当将食品原料、食品添加剂、产品配方及标签等事项向省级食品安全监督管理部门备案
5. 特殊医学用途配方食品的标签和广告管理	①特殊医学用途配方食品的标签标示"不适用于非目标人群使用""本品禁止用于肠外营养支持和静脉注射" ②标签的主要展示版面标示"请在医生或临床营养师的指导下使用"提示语，可标示产品口味（如香草味等） ③广告应当显著标明适用人群、"不适用于非目标人群使用""请在医师或者临床营养师指导下使用"

📋 高频考点速记

1. 医疗器械的分类

（1）第一类：风险程度低，实行常规管理可以保证其安全、有效的医疗器械。如非无菌外科用手术器械（刀、剪、钳、镊、针、钩）、听诊器（无电能）、反光镜、反光灯、医用放大镜、刮痧板（中医用）、橡皮膏、透气胶带等。

（2）第二类：具有中度风险，需要严格控制管理以保证其安全、有效的医疗器械。如血压计、体温计、心电图机、脑电图机、手术显微镜、（中医用）针灸针、助听器（非植入式）、皮肤吻合器、避孕套、避孕帽、无菌医用手套、医学影像处理软件等。

（3）第三类：具有较高风险，需要采取特别措施严格控制管理以保证其安全、有效的医疗器械。如心脏起搏器、体外反搏装置、超声肿瘤聚焦刀、高频电刀、微波手术刀、医用磁共振成像设备、钴60治疗机、正电子发射断层扫描装置（PECT）、植入器材、植入式人工器官、血管内导管、一次性使用输液器、输血器等。

［记忆口诀］风险低中高，常规严格特别

2. 产品注册与备案管理

（1）第一类医疗器械：①境内第一类医疗器械备案，由备案人向所在地设区的市级人民政府负责药品监督管理的部门提交备案资料；②进口第一类医疗器械备案，境外备案人由其指定的我国境内企业法人向国务院药品监督管理部门提交备案资料。

（2）第二类医疗器械：①境内第二类医疗器械由注册申请人所在地省（区、市）药品监督管理部门审查，批准后发给医疗器械注册证；②进口第二类医疗器械由国务院药品监督管理部门审查，批准后发给医疗器械注册证。

（3）第三类医疗器械：第三类医疗器械由国务院药品监督管理部门审查，批准后发给医疗器械注册证。

［记忆口诀］境内一市备二省注三国注；境外一国备二国注三国注

3. 医疗器械注册格式与备案凭证格式

（1）医疗器械注册证格式

×1 械注 ×2 × × × ×3 ×4 × ×5 × × × ×6。

×1 为注册审批部门所在地的简称：境内第三类医疗器械、进口第二类、第三类医疗器械为"国"字；境内第二类医疗器械为注册审批部门所在地省（区、市）简称。

×2 为注册形式："准"字适用于境内医疗器械；"进"字适用于进口医疗器械；"许"字适用于港澳台的医疗器械。

（2）医疗器械备案凭证格式

×1 械备×××2××××3 号。

×1 为备案部门所在地的简称：进口第一类医疗器械为"国"字；境内第一类医疗器械为备案部门所在地省（区、市）简称加所在地设区的市级行政区域的简称（无相应设区的市级行政区域时，仅为省、自治区、直辖市的简称）。

4. 医疗器械经营分类管理要求

（1）经营第一类医疗器械不需许可和备案。

（2）经营第二类医疗器械向设区的市级药品监督管理部门备案。

（3）经营第三类医疗器械向设区的市级药品监督管理部门申请《医疗器械经营许可证》。

［记忆口诀］经营一不许备二市备三市许

5. 医疗器械进货查验记录和销售记录：保存至医疗器械有效期满后 2 年；没有有效期的，不得少于 5 年。植入类医疗器械销售记录应当永久保存。

［记忆口诀］效期后 2 年，无效期 5 年，植入永久

6. 特殊化妆品的界定：用于染发、烫发、祛斑美白、防晒、防脱发的化妆品以及宣称新功效的化妆品。

7. 化妆品生产经营管理

（1）国家按照风险程度对化妆品、化妆品原料实行分类管理。

（2）已经注册的特殊化妆品在生产工艺、功效宣称等方面发生实质性变化的，注册人应当向原注册部门申请变更注册。

（3）生产化妆品需依法持有省（区、市）药品监督管理部门颁发的化妆品生产许可证，化妆品生产许可证有效

期5年。

8. 化妆品注册编号或备案编号

（1）普通化妆品备案编号规则：①国产产品，省、自治区、直辖市简称＋G妆网备字＋四位年份数＋本年度行政区域内备案产品顺序数；②进口产品，国妆网备进字（境内责任人所在省、自治区、直辖市简称）＋四位年份数＋本年度全国备案产品顺序数；③中国台湾、香港、澳门产品：国妆网备制字（境内责任人所在省、自治区、直辖市简称）＋四位年份数＋本年度全国备案产品顺序数。

（2）特殊化妆品注册编号规则：①国产产品，国妆特字＋四位年份数＋本年度注册产品顺序数；②进口产品，国妆特进字＋四位年份数＋本年度注册产品顺序数；③中国台湾、香港、澳门产品：国妆特制字＋四位年份数＋本年度注册产品顺序数。

9. 保健食品注册与备案管理

（1）国产保健食品：①使用保健食品原料目录以外原料的保健食品经国务院食品安全监督管理部门注册。其他保健食品应当报省级食品安全监督管理部门备案；②注册号：国食健注G＋4位年代号＋4位顺序号；③备案号：食健备G＋4位年代号＋2位省（区、市）行政区域代码＋6位顺序编号。

（2）进口保健食品：①首次进口的保健食品应当经国务院食品安全监督管理部门注册。首次进口的保健食品中属于补充维生素、矿物质等营养物质的，应当报国务院食品安全监督管理部门备案；②注册号：国食健注J＋4位年代号＋4位顺序号；③备案号：食健备J＋4位年代号＋00＋6位顺序编号。

10. 保健食品的标签、说明书管理：不得涉及疾病预防、治疗功能，内容应当真实，与注册或者备案的内容相一致，并声明"本品不能代替药物"。

11. 特殊医学用途配方食品的管理

（1）特殊医学用途配方食品应当经国务院食品安全监督管理部门注册。

（2）特殊医学用途配方食品注册号的格式为：国食注字 TY + 四位年代号 + 四位顺序号，其中 TY 代表特殊医学用途配方食品。注册证书有效期为 5 年。

12. 婴幼儿配方食品的管理

（1）婴幼儿配方食品生产企业应当将食品原料、食品添加剂、产品配方及标签等事项向省级食品安全监督管理部门备案。婴幼儿配方乳粉产品配方应当经国务院食品安全监督管理部门注册批准。

（2）婴幼儿配方食品生产企业应当实施全过程质量控制，对出厂的婴幼儿配方食品实施逐批检验。

（3）婴幼儿配方乳粉产品配方注册号格式为：国食注字 YP + 4 位年代号 + 4 位顺序号，其中 YP 代表婴幼儿配方乳粉产品配方。注册证书有效期为 5 年。

［记忆口诀］婴配食省备，婴配乳国注

第十章　药品安全法律责任

第一节　药品安全法律责任概述

一、药品安全法律责任分类

		界定	法律责任种类
1.	刑事责任	药品安全刑事责任，是指行为人违反药品管理法律法规，侵犯了国家的药品管理制度和不特定多数人的健康权利，构成犯罪时，由司法机关依照《刑法》的规定，对其依法追究法律责任	①主刑包括管制、拘役、有期徒刑、无期徒刑和死刑 ②附加刑有罚金、剥夺政治权利、没收财产
2.	民事责任	药品安全民事责任主要是产品责任，即生产者、销售者因生产、销售缺陷产品致使他人遭受人身伤害、财产损失，而应承担的特殊侵权民事责任	赔偿损失、消除危险、停止侵害等
3.	行政责任	行政处罚：指行政机关依法对违反行政管理秩序的公民、法人或者其他组织，以减损权益或者增加义务的方式予以惩戒的行为	行政处罚：①警告、通报批评；②罚款、没收违法所得、没收非法财物；③暂扣许可证件、降低资质等级、吊销许可证件；④限制开展生产经营活动、责令停产停业、责令关闭、限制从业；⑤行政拘留
		行政处分：指由有管辖权的国家机关或企事业单位依据行政隶属关系对违法失职人员给予的一种行政制裁	行政处分：警告、记过、记大过、降级、撤职、开除

二、行政处罚裁量适用规则

1. 应当给予从重行政处罚	①以麻醉药品、精神药品、医疗用毒性药品、放射性药品、药品类易制毒化学品冒充其他药品，或者以其他药品冒充上述药品的 ②生产、销售、使用假药、劣药、不符合强制性标准或者不符合经注册的产品技术要求的第三类医疗器械，以孕产妇、儿童、危重病人为主要使用对象的 ③生产、销售、使用的生物制品、注射剂药品属于假药、劣药的 ④生产、销售、使用假药、劣药，不符合强制性标准或者不符合经注册备案的产品技术要求的医疗器械，造成人身伤害后果的 ⑤生产、销售、使用假药、劣药，经处理后再犯；生产、销售、使用不符合强制性标准或者经注册的产品技术要求的医疗器械，经处理后三年内再犯的 ⑥在自然灾害、事故灾难、公共卫生事件、社会安全事件等突发事件发生时期，生产、销售、使用用于应对突发事件的药品系假药、劣药，或者用于应对突发事件的医疗器械不符合强制性标准或者不符合经注册备案的产品技术要求的 ⑦因药品、医疗器械违法行为受过刑事处罚的
2. 可以依法从重行政处罚	①药品有效成分含量不符合规定，足以影响疗效的，或者药品检验无菌、热原（如细菌内毒素）、微生物限度、降压物质不符合规定的；涉案医疗器械属于植入类医疗器械的 ②生产、销售、使用的急救药品属于假药、劣药的 ③涉案产品主要使用对象为孕产妇、儿童或者其他特定人群的 ④生产经营未经注册或者备案的药品、医疗器械、化妆品或者未经许可从事生产经营活动，且涉案产品风险性高的 ⑤教唆、胁迫、诱骗他人实施违法行为的 ⑥明知属于违法产品仍销售、使用的 ⑦一年内因同一性质违法行为受过行政处罚的 ⑧违法行为持续六个月以上或者在两年内实施违法行为3次以上的

续表

2. 可以依法从重行政处罚	⑨拒绝、逃避监督检查，伪造、销毁、隐匿有关证据材料，或者擅自动用查封、扣押、先行登记保存物品的 ⑩阻碍或者拒不配合行政执法人员依法执行公务或者对行政执法人员、举报人、证人、鉴定人打击报复的 ⑪被药品监督管理部门依法责令停止或者限期改正违法行为，继续实施违法行为的
3. 按照"情节严重"处罚的情形	①药品生产中非法添加药物成分或者违法使用原料、辅料，造成严重后果的 ②医疗器械生产中非法添加药物成分或者非法添加已明确禁止添加的成分，造成严重后果的 ③药品上市许可持有人、医疗器械注册备案人、生产企业、经营企业、使用单位发现其生产、销售、使用的产品存在安全隐患，可能对人体健康和生命安全造成损害，不履行通知、告知、召回、停止销售、报告等法定义务，造成严重后果的 ④生产、经营企业不建立或不执行进货检查验收制度，从非法渠道购进不合格产品或原料，或者生产、销售已禁止销售的产品，造成严重后果的 ⑤故意隐瞒问题产品来源或者流向，导致无法追溯，造成严重后果的 ⑥提供虚假的证明、数据、资料、样品或者采取其他手段骗取药品、医疗器械许可或者备案，社会影响恶劣或者造成人身伤害后果的 ⑦在自然灾害、事故灾难、公共卫生事件、社会安全事件等突发事件期间，生产、销售专用于应对突发事件的药品、医疗器械不符合安全性、有效性强制标准的，或者违反相关管理规定实施违法行为且直接影响预防、处置突发事件的 ⑧因涉案行为构成犯罪被人民法院作出有罪判决的 ⑨其他违法行为，造成人身伤害、重大财产损失或者恶劣社会影响等严重后果的

续表

4. 应当从轻或者减轻行政处罚情形	①已满十四周岁不满十八周岁的未成年人有违法行为的 ②主动消除或者减轻药品、医疗器械和化妆品违法行为危害后果的 ③受他人胁迫或者诱骗实施药品、医疗器械和化妆品违法行为的 ④主动供述药品监督管理部门尚未掌握的违法行为的 ⑤配合药品监督管理部门查处药品、医疗器械和化妆品违法行为有立功表现的 ⑥其他依法应当从轻或者减轻行政处罚的
5. 可以从轻或者减轻行政处罚	①尚未完全丧失辨认或者控制自己行为能力的精神病人、智力残疾人有违法行为的 ②积极配合药品监督管理部门调查并主动提供证据材料的 ③涉案产品尚未销售或者使用的 ④违法行为情节轻微，社会危害后果较小的 ⑤在共同违法行为中起次要或者辅助作用的 ⑥当事人因残疾或者重大疾病等原因生活确有困难的
6. 不予行政处罚情形	①不满十四周岁的未成年人有违法行为的，不予行政处罚，但应当责令监护人加以管教 ②精神病人、智力残疾人在不能辨认或者不能控制自己行为时有违法行为的，不予行政处罚，但应当责令其监护人严加看管和治疗 ③违法行为轻微并及时改正，没有造成危害后果的，不予行政处罚 ④当事人有证据足以证明没有主观过错的，不予行政处罚，法律、行政法规另有规定的从其规定 ⑤违法行为在 2 年内未被发现的，不再给予行政处罚；涉及公民生命健康安全且有危害后果的，上述期限延长至 5 年。法律另有规定的除外

第二节　违反药品监督管理的法律责任

一、无证生产、经营药品相关的法律责任

		违法情形	法律责任
1.	无证生产、经营药品	①未取得药品生产许可证、药品经营许可证或者医疗机构制剂许可证生产、销售药品的 ②未经批准，擅自在城乡集市贸易市场设点销售药品或者在城乡集市贸易市场设点销售的药品超出批准经营的药品范围的 ③个人设置的门诊部、诊所等医疗机构向患者提供的药品超出规定的范围和品种的 ④药品上市许可持有人、药品生产企业、药品经营企业和医疗机构变更药品生产、经营许可事项，逾期不补办的，宣布其许可证无效；仍从事药品生产经营活动的，按无证处理 ⑤药品上市许可持有人和药品生产企业变更生产地址、生产范围应当经批准而未经批准的；药品生产许可证超过有效期限仍进行生产的	①责令关闭 ②没收违法生产、销售的药品和违法所得 ③处违法生产、销售的药品货值金额 15～30 倍的罚款；货值金额不足 10 万元的，按 10 万元计算
2.	国家禁止零售的药品	药品零售企业销售麻醉药品、第一类精神药品、放射性药品、药品类易制毒化学品、蛋白同化制剂、肽类激素（胰岛素除外）、终止妊娠药品等国家禁止零售的药品	①依照法律、行政法规的规定处罚 ②未作规定的，责令限期改正，处 5 万～10 万罚款；造成危害后果的，处 10 万～20 万罚款

续表

违法情形		法律责任
3. 从无证生产、经营企业购进药品	药品上市许可持有人、药品生产企业、药品经营企业或者医疗机构未从药品上市许可持有人或者具有药品生产、经营资格的企业购进药品的	①责令改正 ②没收违法购进的药品和违法所得 ③处违法购进药品货值金额 2～10 倍的罚款 ④情节严重的，并处货值金额 10～30 倍的罚款，吊销药品批准证明文件、药品生产许可证、药品经营许可证或者医疗机构执业许可证 ⑤货值金额不足 5 万元的，按 5 万元计算

二、假药、劣药的界定

	界定	只需要事实认定的情形
1. 假药	①药品所含成分与国家药品标准规定的成分不符 ②以非药品冒充药品或者以他种药品冒充此种药品 ③变质的药品 ④药品所标明的适应症或者功能主治超出规定范围	其中④认定为假药，只需要事实认定，不需要对涉案药品进行检验，处罚决定亦无需载明药品检验机构的质量检验结论
2. 劣药	①药品成分的含量不符合国家药品标准 ②被污染的药品 ③未标明或者更改有效期的药品 ④未注明或者更改产品批号的药品 ⑤超过有效期的药品 ⑥擅自添加防腐剂、辅料的药品 ⑦其他不符合药品标准的药品	其中③～⑦认定为劣药，只需要事实认定，不需要对涉案药品进行检验，处罚决定亦无需载明药品检验机构的质量检验结论

三、生产、销售、使用假药、劣药的行政处罚

	假药	劣药
1. 对单位的行政处罚	①没收违法生产、销售的药品和违法所得 ②处违法生产、销售的药品货值金额 15～30 倍罚款；货值金额不足 10 万元的，按 10 万元计算 ③责令停产停业整顿 ④吊销药品批准证明文件 ⑤情节严重的，吊销药品生产许可证、药品经营许可证或者医疗机构制剂许可证，10 年内不受理其相应申请；药品上市许可持有人为境外企业的，10 年内禁止其药品进口	①没收违法生产、销售的药品和违法所得 ②处违法生产、销售的药品货值金额 10～20 倍以下的罚款；违法生产、批发的药品货值金额不足 10 万元的，按 10 万元计算，违法零售的药品货值金额不足 1 万元的，按 1 万元计算 ③情节严重的，责令停产停业整顿直至吊销药品批准证明文件、药品生产许可证、药品经营许可证或者医疗机构制剂许可证 ④药品使用单位使用假药、劣药的，按照销售假药、零售劣药的规定处罚
2. 对相关人员的行政处罚	①生产、销售假药，或者生产、销售劣药且情节严重的，对法定代表人、主要负责人、直接负责的主管人员和其他责任人员，没收违法行为发生期间自本单位所获收入，并处所获收入 0.3～3 倍的罚款，终身禁止从事药品生产经营活动，并可以由公安机关处 5～15 日以下的拘留 ②药品使用单位使用假药、劣药，情节严重的，法定代表人、主要负责人、直接负责的主管人员和其他责任人员有医疗卫生人员执业证书的，还应当吊销执业证书	

四、生产、销售、使用假药、劣药的刑事责任

1. 刑事责任

	生产、销售、提供		对人体健康造成严重危害或有其他严重情节的		致人死亡或有其他特别严重情节的	
假药	3 年以下有期徒刑或拘役	并处罚金	3 年以上 10 年以下有期徒刑	并处罚金	10 年以上有期徒刑、无期徒刑或死刑	并处罚金或没收财产

续表

	生产、销售	对人体健康造成严重危害的		后果特别严重的	
劣药	—	3 年以上 10 年以下有期徒刑	并处罚金	10 年以上有期徒刑或无期徒刑	并处罚金或没收财产

2. 生产、销售、提供假药、劣药罪的认定标准

		生产、销售、提供假药情形的认定	生产、销售、提供劣药情形的认定
对人体健康造成严重危害或有其他严重情节	严重危害	①造成轻伤或者重伤的 ②造成轻度残疾、中度残疾 ③造成器官组织损伤导致一般功能障碍或者严重功能障碍 ④其他对人体健康造成严重危害的情形	
	其他严重情节	①引发较大突发公共卫生事件的 ②生产、销售、提供假药金额 20 万元以上不满 50 万元的 ③生产、销售、提供假药金额 10 万元以上不满 20 万元，并具有应酌情从重处罚情形之一的 ④根据生产、销售、提供的时间、数量、假药种类、对人体健康危害程度等，应当认定为情节严重的	—
其他特别严重情节（假药）或后果特别严重（劣药）		①致人重度残疾以上的 ②造成 3 人以上重伤、中度残疾或者器官组织损伤导致严重功能障碍的 ③造成 5 人以上轻度残疾或者器官组织损伤导致一般功能障碍的 ④造成 10 人以上轻伤的 ⑤引发重大、特别重大突发公共卫生事件的	
		⑥生产、销售、提供假药金额 50 万元以上的 ⑦生产、销售、提供假药金额 20 万元以上不满 50 万元，并具有应酌情从重处罚情形之一的 ⑧根据生产、销售、提供的时间、数量、假药种类、对人体健康危害程度等，应当认定为情节特别严重的	⑥致人死亡

	生产、销售、提供 假药情形的认定	生产、销售、提供 劣药情形的认定
应酌情从 重处罚的 情形	①涉案药品以孕产妇、儿童或者危重病人为主要使用对象的 ②涉案药品属于麻醉药品、精神药品、医疗用毒性药品、放射性药品、生物制品，或者以药品类易制毒化学品冒充其他药品的 ③涉案药品属于注射剂药品、急救药品的 ④涉案药品系用于应对自然灾害、事故灾难、公共卫生事件、社会安全事件等突发事件的	
	⑤药品使用单位及其工作人员生产、销售假药的	—
药品使用 单位及其 工作人员 明知是假 药、劣药 提供给他 人使用的	①有偿提供给他人使用的，应当认定为"销售" ②无偿提供给他人使用的，应当认定为"提供"	

五、生产销售假冒、伪劣产品行为的立案标准

生产、销售劣药，尚不足以认定为"对人体健康造成严重危害"时，可能因为销售金额或货值金额符合生产、销售伪劣产品罪的构成要件，而构成生产、销售伪劣产品罪。

①伪劣产品销售金额 5 万元以上。

②尚未销售，货值金额 15 万元以上。

③销售金额不满 5 万，但将以销售金额乘以 3 倍，与尚未销售的货值金额合计 15 万元以上。

六、以生产、销售、提供假药、劣药的共同犯罪论处的情形

①明知他人生产、销售、提供假药、劣药，而提供生产、经营场所、设备或者运输、储存、保管、邮寄、网络销售渠道等便利条件的。

②明知他人生产、销售、提供假药、劣药，而提供资金、贷款、账号、发票、证明、许可证件的。

③提供生产技术或者原料、辅料、包装材料、标签、说明书的。

④提供虚假药物非临床研究报告、药物临床试验报告及相关材料的。

⑤提供广告宣传。

⑥提供其他帮助的。

七、许可证、批准证明文件相关的法律责任

违法情形	单位承担的法律责任	相关人员承担的法律责任
1. 伪造、变造、买卖、出租、出借许可证或者药品批准证明文件的法律责任	①没收违法所得 ②处违法所得 1～5 倍的罚款 ③情节严重的，并处违法所得 5～15 倍的罚款 ④吊销药品生产许可证、药品经营许可证、医疗机构制剂许可证或者药品批准证明文件；违法所得不足 10 万元的，按 10 万元计算	情节严重的，对法定代表人、主要负责人、直接负责的主管人员和其他责任人员 ①处 2 万～20 万的罚款 ②十年内禁止从事药品生产经营活动 ③并可以由公安机关处 5～15 日的拘留

违法情形		单位承担的法律责任	相关人员承担的法律责任
2. 骗取许可证或批准证明文件的法律责任	提供虚假的证明、数据、资料、样品或者采取其他手段骗取临床试验许可、药品生产许可、药品经营许可、医疗机构制剂许可或者药品注册等许可的	撤销相关许可，十年内不受理其相应申请，并处50万~500万罚款	情节严重的，对法定代表人、主要负责人、直接负责的主管人员和其他责任人员： ①处2万~20万罚款 ②10年内禁止从事药品生产经营活动 ③并可以由公安机关处5~15日拘留
	申请疫苗临床试验、注册、批签发提供虚假数据、资料、样品或者有其他欺骗行为的	①由省级以上药监部门没收违法所得和违法生产、销售的疫苗以及专门用于违法生产疫苗的原料、辅料、包装材料、设备等物品，责令停产停业整顿，并处违法生产、销售疫苗货值金额15~50倍的罚款，货值金额不足50万元的，按50万元计算 ②情节严重的，吊销药品相关批准证明文件，直至吊销药品生产许可证等	对法定代表人、主要负责人、直接负责的主管人员和关键岗位人员以及其他责任人员： ①没收违法行为发生期间自本单位所获收入 ②并处所获收入0.5~10倍的罚款 ③十年内直至终身禁止从事药品生产经营活动 ④由公安机关处5~15日拘留

八、违反药品研制、注册、生产管理要求的法律责任

违法情形		单位承担的法律责任	相关人员承担的法律责任
1. 违反药品注册、生产相关管理要求	①未取得药品批准证明文件生产、进口药品 ②使用采取欺骗手段取得的药品批准证明文件生产、进口药品 ③使用未经审评审批的原料药生产药品 ④应当检验而未经检验即销售药品 ⑤生产、销售国务院药品监督管理部门禁止使用的药品 ⑥编造生产、检验记录 ⑦未经批准在药品生产过程中进行重大变更	①没收违法生产、进口、销售的药品 ②责令停产停业整顿 ③处违法进口、销售的药品货值金额 15~30 倍的罚款；货值金额不足 10 万元的，按 10 万元计算 ④情节严重的，吊销药品批准证明文件直至吊销药品生产许可证、药品经营许可证或者医疗机构制剂许可证	情节严重的，对法定代表人、主要负责人、直接负责的主管人员和其他责任人员： ①没收违法行为发生期间自本单位所获收入 ②并处所获收入 0.3~3 倍的罚款 ③10 年直至终身禁止从事药品生产经营活动 ④并可以由公安机关处 5~15 日的拘留

续表

违法情形		单位承担的法律责任	相关人员承担的法律责任
2. 违反药品研制、生产相关管理要求	①未经批准开展药物临床试验 ②使用未经审评的直接接触药品的包装材料或者容器生产药品，或者销售该类药品 ③使用未经核准的标签、说明书	①没收违法生产、销售的药品和违法所得以及包装材料、容器 ②责令停产停业整顿 ③并处 50 万 ~ 500 万罚款 ④情节严重的，吊销药品批准证明文件、药品生产许可证、药品经营许可证	情节严重的，对法定代表人、主要负责人、直接负责的主管人员和其他责任人员： ①处 2 万 ~ 20 万罚款 ②10 年直至终身禁止从事药品生产经营活动

九、违反药品管理法规的法律责任

1. 根据刑法第一百四十二条之一规定，违反药品管理法规的刑事责任

违法情形	足以严重危害人体健康	对人体健康造成严重危害或者有其他严重情节
①未取得药品相关批准证明文件生产、进口药品或者明知是上述药品而销售的 ②药品申请注册中提供虚假的证明、数据、资料、样品或者采取其他欺骗手段的 ③编造生产、检验记录的	处三年以下有期徒刑或者拘役，并处或者单处罚金	处三年以上七年以下有期徒刑，并处罚金
	同时又构成生产、销售、提供假药、劣药罪或者其他犯罪的，依照处罚较重的规定定罪处罚	

2. 刑法第一百四十二条之一规定的"足以严重危害人体健康"、"对人体健康造成严重危害"、"有其他严重情节"认定标准

足以严重危害人体健康	①在药物非临床研究或者药物临床试验过程中故意使用虚假试验用药品，或者瞒报与药物临床试验用药品相关的严重不良事件的 ②故意损毁原始药物非临床研究数据或者药物临床试验数据，或者编造受试动物信息、受试者信息、主要试验过程记录、研究数据、检测数据等药物非临床研究数据或者药物临床试验数据，影响药品的安全性、有效性和质量可控性的 ③未取得药品相关批准证明文件生产药品或者明知是上述药品而销售，涉案药品属于规定情形（涉案药品以孕产妇、儿童或者危重病人为主要使用对象的；涉案药品属于麻醉药品、精神药品、医疗用毒性药品、放射性药品、生物制品的；涉案药品属于注射剂药品、急救药品的）的 ④未取得药品相关批准证明文件生产药品或者明知是上述药品而销售，涉案药品的适应症、功能主治或者成分不明的 ⑤未取得药品相关批准证明文件生产药品或者明知是上述药品而销售，涉案药品没有国家药品标准，且无核准的药品质量标准，但检出化学药成分的 ⑥未取得药品相关批准证明文件进口药品或者明知是上述药品而销售，涉案药品在境外也未合法上市的 ⑦编造生产、检验记录，影响药品的安全性、有效性和质量可控性的
对人体健康造成严重危害	①造成轻伤或者重伤的 ②造成轻度残疾或者中度残疾的 ③造成器官组织损伤导致一般功能障碍或者严重功能障碍的 ④其他对人体健康造成严重危害的情形
有其他严重情节	①药品申请注册中提供虚假的证明、数据、资料、样品或者采取其他欺骗手段，造成严重后果的 ②未取得药品相关批准证明文件生产、进口药品或者明知是上述药品而销售，生产、销售的金额五十万元以上的 ③编造生产、检验记录，造成严重后果的 ④造成恶劣社会影响或者具有其他严重情节的情形

十、违反药品广告管理的法律责任

违法情形	法律责任
1. 有下列行为之一： ①发布特殊管理药品、药品类易制毒化学品、戒毒治疗的药品、医疗器械和治疗方法广告，或在不符合规定的媒体发布处方药广告的 ②在针对未成年人的大众传播媒介上发布药品、保健食品、医疗器械、化妆品广告的	①由市场监管部门责令停止发布广告，对广告主处 20 万~100 万的罚款；情节严重的，并可以吊销营业执照，由广告审查机关撤销广告审查批准文件、1 年内不受理其广告审查申请 ②对广告经营者、广告发布者，由市场监督管理部门没收广告费用，处 20 万~100 万的罚款，情节严重的，并可以吊销营业执照、吊销广告发布登记证件
2. 违反《广告法》第 16 条规定发布医疗、药品、医疗器械广告的	①由市场监管部门责令停止发布广告，责令广告主在相应范围内消除影响，处广告费用 1~3 倍的罚款，广告费用无法计算或者明显偏低的，处 10 万~20 万的罚款 ②情节严重的，处广告费用 3~5 倍的罚款，广告费用无法计算或者明显偏低的，处 20 万~100 万的罚款，可以吊销营业执照，并由广告审查机关撤销广告审查批准文件、1 年内不受理其广告审查申请

十一、违反药品监督管理规定的罚款

罚款	违法行为
1. 货值金额 15 倍以上 50 倍以下的罚款；不足 50 万元，按 50 万元计算	申请疫苗临床试验、注册、批签发提供虚假数据、资料、样品或者有其他欺骗行为的
2. 货值金额 15 倍以上 30 倍以下罚款；不足 10 万元，按 10 万元计算	①生产、销售假药 ②未取得药品生产许可证、药品经营许可证或者医疗机构制剂许可证生产、销售药品 ③未取得药品批准证明文件生产、进口药品 ④使用采取欺骗手段取得的药品批准证明文件生产、进口药品

续表

罚款	违法行为
3. 货值金额 10 倍以上 30 倍以下罚款；不足 5 万元的，按 5 万元计算	药品上市许可持有人、药品生产企业、药品经营企业或者医疗机构未从药品上市许可持有人或者具有药品生产、经营资格的企业购进药品，情节严重的
4. 货值金额 10 倍以上 20 倍以下罚款；不足 10 万元，按 10 万元计算	生产、批发劣药
5. 货值金额 10 倍以上 20 倍以下罚款；不足 1 万元，按 1 万元计算	零售劣药
6. 货值金额 5 倍以上 10 倍以下罚款，不足 10 万元的，按 10 万元计算	药品上市许可持有人在省级药品监督管理部门责令其召回后，拒不召回的
7. 货值金额 2 倍以上 10 倍以下罚款；不足 5 万元计算	药品上市许可持有人、药品生产企业、药品经营企业或者医疗机构未从药品上市许可持有人或者具有药品生产、经营资格的企业购进药品
8. 违法所得 5 倍以上 15 倍以下罚款，不足 10 万元的，按 10 万元计算	伪造、变造、出租、出借、非法买卖许可证或者药品批准证明文件，情节严重的
9. 违法收入 5 倍以上 15 倍以下的罚款，不足 5 万元计算	知道或者应当知道属于假药、劣药，而为其提供储存、运输等便利条件，情节严重的
10. 货值金额 5 倍以上 15 倍以下的罚款；货值金额不足 5 万元的，按 5 万元计算	医疗机构将其配制的制剂在市场上销售，情节严重的
11. 违法所得 1 倍以上 5 倍以下罚款，不足 10 万元的，按 10 万元计算	伪造、变造、出租、出借、非法买卖许可证或者药品批准证明文件

续表

罚款	违法行为
12. 货值金额 2 倍以上 5 倍以下的罚款；货值金额不足 5 万元的，按 5 万元计算	医疗机构将其配制的制剂在市场上销售
13. 违法收入 1 倍以上 5 倍以下的罚款，不足 5 万元的，按 5 万元计算	知道或者应当知道属于假药、劣药，而为其提供储存、运输等便利条件
14. 200 万元以上 500 万元以下罚款	药品网络交易第三方平台提供者未履行资质审核、报告、停止提供网络交易平台服务等义务，情节严重
15. 50 万元以上 500 万元以下的罚款	①有使用未经核准的标签、说明书行为的 ②提供虚假的证明、数据、资料、样品或者采取其他手段骗取临床试验许可、药品生产许可、药品经营许可、医疗机构制剂许可或者药品注册等许可的，十年内不受理其相应申请
16. 50 万元以上 200 万元以下的罚款	药品上市许可持有人、药品生产企业、药品经营企业、药物非临床安全性评价研究机构、药物临床试验机构等未遵守药品生产质量管理规范、药品经营质量管理规范、药物非临床研究质量管理规范、药物临床试验质量管理规范等，逾期不改正，情节严重的
17. 30 万元以上 300 万元以下罚款	①药品上市许可持有人、药品生产企业、药品经营企业或者医疗机构在药品购销中给予、收受回扣或者其他不正当利益 ②药品上市许可持有人、药品生产企业、药品经营企业或者代理人给予使用其药品的医疗机构的负责人、药品采购人员、医师、药师等有关人员财物或者其他不正当利益
18. 20 万元以上 200 万元以下的罚款	药品网络交易第三方平台提供者未履行资质审核、报告、停止提供网络交易平台服务等义务
19. 10 万元以上 100 万元以下罚款	药品上市许可持有人未按照规定开展药品不良反应监测或者报告疑似药品不良反应，逾期不改正

续表

罚款	违法行为
20. 10万元以上50万元以下罚款	①生产、销售的中药饮片不符合药品标准,尚不影响安全性、有效性的 ②药品上市许可持有人、药品生产企业、药品经营企业、药物非临床安全性评价研究机构、药物临床试验机构等未遵守药品生产质量管理规范、药品经营质量管理规范、药物非临床研究质量管理规范、药物临床试验质量管理规范等,逾期不改正的 ③药物临床试验期间,发现存在安全性问题或者其他风险,临床试验申办者未及时调整临床试验方案、暂停或者终止临床试验,或者未向国家药品监督管理局报告,逾期不改正的 ④未按照规定提交年度报告,逾期不改正的 ⑤未按照规定对药品生产过程中的变更进行备案或者报告,逾期不改正的 ⑥未按照规定建立并实施药品追溯制度行为,逾期不改正的 ⑦药品生产企业、药品经营企业、医疗机构拒不配合召回的
21. 5万元以上50万元以下罚款	①药品经营企业未按照规定报告疑似药品不良反应,逾期不改正 ②医疗机构未按照规定报告疑似药品不良反应,逾期不改正
22. 5万元以上10万元以下罚款	药品网络销售企业、药品网络交易第三方平台未依法履行信息展示要求,逾期不改正
23. 处5万元以上10万元以下罚款;造成危害后果的,处10万元以上20万元以下罚款	药品网络交易第三方平台未履行电子处方管理相关义务的,责令限期改正
24. 逾期不改正的,处5千元以上5万元以下罚款;造成危害后果的,处5万元以上20万元以下罚款	①未按规定凭处方销售处方药 ②以买药品赠药品或者买商品赠药品等方式向公众直接或者变相赠送处方药、甲类非处方药 ③依法经过资格认定的药师或者其他药学技术人员在企业营业时间内不在岗时,未挂牌告知,或未经依法经过资格认定的药师或者其他药学技术人员审核即销售处方药

续表

罚款	违法行为
25. 逾期不改正或者情节严重的，处 5 千元以上 5 万元以下罚款；造成严重后果的，处 5 万元以上 20 万元以下罚款	医疗机构未按规定设置专门质量管理部门或者人员、未按规定履行进货查验、药品储存和养护、停止使用、报告等义务的，由药品监督管理部门责令限期改正，并通报卫生健康主管部门
26. 逾期不改正的，处 5 千元以上 5 万元以下罚款	药品经营企业未按规定办理药品经营许可证登记事项变更
27. 法定代表人、主要负责人、直接负责的主管人员和其他责任人员处 2 万元以上 20 万元以下罚款	①使用未经核准的标签、说明书，情节严重 ②伪造、变造、买卖、出租、出借许可证或者药品批准证明文件，情节严重 ③药品上市许可持有人在省级药品监督管理部门责令其召回后，拒不召回，情节严重
28. 法定代表人、主要负责人、直接负责的主管人员和关键岗位人员以及其他责任人员处收入 50% 以上 10 倍以下的罚款	申请疫苗临床试验、注册、批签发提供虚假数据、资料、样品或者有其他欺骗行为的
29. 法定代表人、主要负责人、直接负责的主管人员和其他责任人员处收入 30% 以上 3 倍以下的罚款	①生产、销售假药 ②生产、销售劣药且情节严重 ③未取得药品批准证明文件生产、进口药品，情节严重的 ④使用采取欺骗手段取得的药品批准证明文件生产、进口药品，情节严重的
30. 法定代表人、主要负责人、直接负责的主管人员和其他责任人员处所获收入 10% 以上 50% 以下的罚款	药品上市许可持有人、药品生产企业、药品经营企业、药物非临床安全性评价研究机构、药物临床试验机构等不遵守药品生产质量管理规范、药品经营质量管理规范、药物非临床研究质量管理规范、药物临床试验质量管理规范，情节严重，法定代表人、主要负责人、直接负责的主管人员和其他责任人员

十二、违反药品监督管理规定的资格罚

1. 法定代表人、主要负责人、直接负责的主管人员和其他责任人员终身禁止从事药品生产经营活动	①生产、销售假药 ②生产、销售劣药且情节严重
2. 法定代表人、主要负责人、直接负责的主管人员和其他责任人员10年直至终身禁止从事药品生产经营活动	①未取得药品批准证明文件进口药品，情节严重 ②使用采取欺骗手段取得的药品批准证明文件生产、进口药品，情节严重 ③药品上市许可持有人、药品生产企业、药品经营企业、药物非临床安全性评价研究机构、药物临床试验机构等未遵守药品生产质量管理规范、药品经营质量管理规范、药物非临床研究质量管理规范、药物临床试验质量管理规范，情节严重 ④使用未经核准的标签、说明书，情节严重 ⑤申请疫苗临床试验、注册、批签发提供虚假数据、资料、样品或者有其他欺骗行为的
3. 法定代表人、主要负责人、直接负责的主管人员和其他责任人员10年内禁止从事药品生产经营活动	伪造、变造、买卖、出租、出借许可证或者药品批准证明文件，情节严重
4. 5年内禁止从事药品生产经营活动	药品上市许可持有人、药品生产企业、药品经营企业的负责人、采购人员等有关人员在药品购销中收受其他药品上市许可持有人、药品生产企业、药品经营企业或者代理人给予的财物或者其他不正当利益，情节严重
5. 5年内不得开展药物非临床安全性评价研究、药物临床试验	药物非临床安全性评价研究机构、药物临床试验机构等未遵守药物非临床研究质量管理规范、药物临床试验质量管理规范，情节严重
6. 撤销广告审查批准文件、一年内不受理其广告审查申请	①发布特殊管理药品、药品类易制毒化学品、戒毒治疗的药品、医疗器械和治疗方法广告，或在不符合规定的媒体发布处方药广告，情节严重 ②在针对未成年人的大众传播媒介上发布药品、保健食品、医疗器械、化妆品广告，情节严重 ③违反《广告法》第十六条规定发布医疗、药品、医疗器械广告，情节严重

续表

7. 吊销执业证书	药品使用单位使用假药、劣药，情节严重的，法定代表人、主要负责人、直接负责的主管人员和其他责任人员有医疗卫生人员执业证书的，吊销执业证书

十三、违反疫苗管理规定的法律责任

违法情形	单位承担的法律责任	相关人员承担的法律责任
1. 生产、销售的疫苗属于假药、劣药的法律责任	生产、销售的疫苗属于假药的，由省级以上药监部门 ①没收违法所得和违法生产、销售的疫苗以及专门用于违法生产疫苗的原料、辅料、包装材料、设备等物品 ②责令停产停业整顿 ③吊销药品注册证书，直至吊销药品生产许可证等 ④并处违法生产、销售疫苗货值金额15～50倍的罚款，货值金额不足50万元的，按50万元计算	生产、销售的疫苗属于假药，或者生产、销售的疫苗属于劣药且情节严重的，由省级以上人民政府药监部门对法定代表人、主要负责人、直接负责的主管人员和关键岗位人员以及其他责任人员 ①没收违法行为发生期间自本单位所获收入 ②并处所获收入1～10倍的罚款 ③终身禁止从事药品生产经营活动 ④由公安机关处5～15日以下拘留
	生产、销售的疫苗属于劣药的，由省级以上药监部门 ①没收违法所得和违法生产、销售的疫苗以及专门用于违法生产疫苗的原料、辅料、包装材料、设备等物品 ②责令停产停业整顿 ③并处违法生产、销售疫苗货值金额10～30倍的罚款，货值金额不足50万元的，按50万元计算 ④情节严重的，吊销药品注册证书，直至吊销药品生产许可证等	

续表

违法情形	单位承担的法律责任	相关人员承担的法律责任
2. 疫苗上市许可持有人或者其他单位违反药品相关质量管理规范的	由县级以上药监部门 ①责令改正 ②给予警告 ③拒不改正的，处 20 万 ~ 50 万的罚款 ④情节严重的，处 50 万 ~ 300 万的罚款 ⑤责令停产停业整顿 ⑥直至吊销药品相关批准证明文件、药品生产许可证等	情节严重的，对法定代表人、主要负责人、直接负责的主管人员和关键岗位人员以及其他责任人员 ①没收违法行为发生期间自本单位所获收入 ②并处所获收入0.5 ~ 5倍的罚款 ③十年内直至终身禁止从事药品生产经营活动
3. 违反疫苗储存、运输要求的法律责任	疾病预防控制机构、接种单位、疫苗上市许可持有人、疫苗配送单位违反疫苗储存、运输管理规范有关冷链储存、运输要求	由县级以上药监部门 ①责令改正 ②给予警告 ③对违法储存、运输的疫苗予以销毁，没收违法所得 ④拒不改正的，对接种单位、疫苗上市许可持有人、疫苗配送单位处 20 万 ~ 100 万的罚款 ⑤情节严重的，对接种单位、疫苗上市许可持有人、疫苗配送单位处违法储存、运输疫苗货值金额 10 ~ 30 倍的罚款，货值金额不足10万元的，按10万元计算 ⑥情节严重的，责令疫苗上市许可持有人、疫苗配送单位停产停业整顿，直至吊销药品相关批准证明文件、药品生产许可证等	情节严重的，对疫苗上市许可持有人、疫苗配送单位的法定代表人、主要负责人、直接负责的主管人员和关键岗位人员以及其他责任人员 ①没收违法行为发生期间自本单位所获收入 ②处所获收入0.5 ~ 5倍的罚款 ③十年内直至终身禁止从事药品生产经营活动

续表

违法情形	单位承担的法律责任		相关人员承担的法律责任
3. 违反疫苗储存、运输要求的法律责任	疾病预防控制机构、接种单位、疫苗上市许可持有人、疫苗配送单位有《疫苗管理法》第85条规定以外的违反疫苗储存、运输管理规范行为的	由县级以上药监部门 ①责令改正 ②给予警告 ③没收违法所得 ④拒不改正的，对接种单位、疫苗上市许可持有人、疫苗配送单位处10万～30万的罚款 ⑤情节严重的，对接种单位、疫苗上市许可持有人、疫苗配送单位处违法储存、运输疫苗货值金额3～10倍的罚款，货值金额不足10万元的，按10万元计算	—

十四、非法提供麻醉药品、精神药品的刑事责任

违法人员	违法行为	法律责任
依法从事生产、运输、管理、使用国家管制的麻醉药品、精神药品的人员	①向吸食、注射毒品的人提供国家规定管制的能够使人形成瘾癖的麻醉药品、精神药品的	处三年以下有期徒刑或者拘役，并处罚金；情节严重的，处三年以上七年以下有期徒刑，并处罚金
	②向走私、贩卖毒品的犯罪分子或者以牟利为目的，向吸食、注射毒品的人提供国家规定管制的能够使人形成瘾癖的麻醉药品、精神药品的	依照《刑法》第三百四十七条的规定定罪处罚

十五、走私、非法买卖麻黄碱类复方制剂等行为的刑事责任

违法行为	法律责任
1. 以加工、提炼制毒物品制造毒品为目的，购买麻黄碱类复方制剂，或者运输、携带、寄递麻黄碱类复方制剂进出境的	以制造毒品罪定罪处罚
2. 以加工、提炼制毒物品为目的，购买麻黄碱类复方制剂，或者运输、携带、寄递麻黄碱类复方制剂进出境的	分别以非法买卖制毒物品罪、走私制毒物品罪定罪处罚
3. 将麻黄碱类复方制剂拆除包装、改变形态后进行走私或者非法买卖，或者明知是已拆除包装、改变形态的麻黄碱类复方制剂而进行走私或者非法买卖的	分别以走私制毒物品罪、非法买卖制毒物品罪定罪处罚
4. 非法买卖麻黄碱类复方制剂或者运输、携带、寄递麻黄碱类复方制剂进出境，没有证据证明系用于制造毒品或者走私、非法买卖制毒物品，或者未达到走私制毒物品罪、非法买卖制毒物品罪的定罪数量标准	构成非法经营罪、走私普通货物、物品罪等其他犯罪的，依法定罪处罚
5. 以制造毒品为目的，利用麻黄碱类复方制剂加工、提炼制毒物品	以制造毒品罪定罪处罚
6. 以走私或者非法买卖为目的，利用麻黄碱类复方制剂加工、提炼制毒物品	分别以走私制毒物品罪、非法买卖制毒物品罪定罪处罚

第三节　违反中医药法相关规定的法律责任

违法情形	法律责任
1. 医疗机构炮制中药饮片、委托配制中药制剂应当备案而未备案，或者备案时提供虚假材料的	①由中医药主管部门和药监部门按照各自职责分工责令改正，没收违法所得，并处 3 万元以下罚款，向社会公告相关信息 ②拒不改正的，责令停止执业活动或者责令停止炮制中药饮片、委托配制中药制剂活动 ③直接责任人员 5 年内不得从事中医药相关活动
2. 医疗机构应用传统工艺配制中药制剂未依照规定备案，或者未按照备案材料载明的要求配制中药制剂的	对医疗机构按生产假药给予处罚
3. 在中药材种植过程中使用剧毒、高毒农药的	①依照有关规定给予处罚 ②情节严重的，可以由公安机关对其直接负责的主管人员和其他直接责任人员处 5~15 日拘留

第四节　缺陷药品侵权损害赔偿责任

1. 首负责任制	①因产品存在缺陷造成他人损害的，生产者应当承担侵权责任 ②因药品质量问题受到损害的，受害人可以向药品上市许可持有人、药品生产企业请求赔偿损失，也可以向药品经营企业、医疗机构请求赔偿损失。接到受害人赔偿请求的，应当实行首负责任制，先行赔付；先行赔付后，可以依法追偿
2. 惩罚性赔偿	生产假药、劣药或者明知是假药、劣药仍然销售、使用的，受害人或者其近亲属除请求赔偿损失外，还可以请求支付价款 10 倍或者损失 3 倍的赔偿金；增加赔偿的金额不足 1 千元的，为 1 千元

第五节 违反医疗器械监督管理规定的法律责任

一、未依法实施医疗器械生产、经营许可的法律责任

违法情形	单位承担的法律责任	相关人员承担的法律责任
有下列情形之一：①生产、经营未取得医疗器械注册证的第二类、第三类医疗器械 ②未经生产许可从事第二类、第三类医疗器械生产活动 ③未经经营许可从事第三类医疗器械经营活动	①由药监部门没收违法所得、违法生产经营的医疗器械和用于违法生产经营的物品；违法生产经营的医疗器械货值金额不足1万元的，并处5～15万罚款；货值金额1万元以上的，并处货值金额15～30倍罚款 ②情节严重的，责令停产停业，10年内不受理相关责任人及单位提出的医疗器械许可申请 ③有第一项情形、情节严重的，由原发证部门吊销医疗器械生产许可证或者医疗器械经营许可证	情节严重的，对违法单位的法定代表人、主要负责人、直接负责的主管人员和其他责任人员，没收违法行为发生期间自本单位所获收入，并处所获收入0.3～3倍罚款，终身禁止其从事医疗器械生产经营活动

二、骗取许可证或批准证明文件的法律责任

违法情形	单位承担的法律责任	相关人员承担的法律责任
1. 申请医疗器械行政许可时，提供虚假资料或者采取其他欺骗手段	①不予行政许可，已经取得行政许可的，由作出行政许可决定的部门撤销行政许可，没收违法所得、违法生产经营使用的医疗器械，10年内不受理相关责任人及单位提出的医疗器械许可申请 ②已经进行生产、经营或者使用的，违法生产经营的医疗器械货币金额不足1万元的，并处5～15万罚款；货值金额1万元以上的，并处货值金额15～30倍罚款 ③情节严重的，责令停产停业	情节严重的，对违法单位的法定代表人、主要负责人、直接责任人员，没收违法行为发生期间自本单位所获收入0.3～3倍罚款。终身禁止其从事医疗器械生产经营活动

违法情形	单位承担的法律责任	相关人员承担的法律责任
2. 伪造、变造、买卖、出租、出借相关医疗器械许可证件的	①由原发证部门予以收缴或者吊销，没收违法所得；违法所得不足1万元的，处5万~10万罚款；违法所得1万元以上的，并处违法所得10~20倍罚款 ②构成违反治安管理行为的，由公安机关依法予以治安管理处罚	—

三、未依法实施医疗器械生产、经营备案的法律责任

违法情形	单位承担的法律责任	相关人员承担的法律责任
1. 有下列情形之一： ①生产、经营未经备案的第一类医疗器械 ②未经备案从事第一类医疗器械生产 ③经营第二类医疗器械，应当备案但未备案 ④已经备案的资料不符合要求	①由药监部门向社会公告单位和产品名称，责令限期改正 ②逾期不改正的，没收违法所得、违法生产经营的医疗器械；违法生产经营的医疗器械货值金额不足1万元的，并处1万~5万罚款；货值金额1万元以上的，并处货值金额5~20倍罚款	情节严重的，对违法单位的法定代表人、主要负责人、直接负责的主管人员和其他责任人员，没收违法行为发生期间自本单位所获收入，并处所获收入0.3~2倍罚款，5年内禁止其从事医疗器械生产经营活动
2. 备案时提供虚假资料	①由药监部门向社会备案单位和产品名称，没收违法所得、违法生产经营的医疗器械；违法生产经营的医疗器械货值金额不足1万元的，并处2万~5万罚款；货值金额1万元以上的，并处货值金额5~20倍罚款 ②情节严重的，责令停产停业	情节严重的，对违法单位的法定代表人、主要负责人、直接负责的主管人员和其他责任人员，没收违法行为发生期间自本单位所获收入，并处所获收入0.3~3倍罚款，10年内禁止其从事医疗器械生产经营活动

续表

违法情形	单位承担的法律责任	相关人员承担的法律责任
3. 未按照要求对医疗器械发生变化进行备案	责令限期改正；逾期不改正的，处1万元以上3万元以下罚款	—

四、不符合医疗器械生产、经营管理规定的法律责任

违法情形	单位承担的法律责任	相关人员承担的法律责任
1. 有下列情形之一： ①不符合强制性标准或者不符合经注册或者备案的产品技术要求的医疗器械 ②未按照经注册或者备案的产品技术要求组织生产，或者未依照本条例规定建立质量管理体系并保持有效运行，影响产品安全、有效 ③经营、使用无合格证明文件、过期、失效、淘汰的医疗器械，或者使用未依法注册的医疗器械 ④拒不召回，或拒不停止生产、进口、经营医疗器械 ⑤委托不具备条件的企业生产医疗器械，或者未对受托生产企业的生产行为进行管理 ⑥进口过期、失效、淘汰等已使用过的医疗器械	①由药监部门责令改正，没收违法生产经营使用的医疗器械；违法生产经营使用的医疗器械货值金额不足1万元的，并处2万~5万罚款；货值金额1万元以上的，并处货值金额5~20倍罚款 ②情节严重的，责令停产停业，直至由原发证部门吊销医疗器械注册证、医疗器械生产许可证、医疗器械经营许可证	情节严重的，对违法单位的法定代表人、主要负责人、直接负责的主管人员和其他责任人员，没收违法行为发生期间自本单位所获收入，并处所获收入0.3~3倍以下罚款，10年内禁止其从事医疗器械生产经营活动
2. 医疗器械经营企业、使用单位履行了规定的进货查验等义务，有充分证据证明其不知道所经营、使用的医疗器械为违法规定情形的医疗器械，并能如实说明其进货来源的	收缴其经营、使用的不符合法定要求的医疗器械，可以免予行政处罚	—

续表

违法情形	单位承担的法律责任	相关人员承担的法律责任
3. 有下列情形之一： ①生产条件发生变化、不再符合医疗器械质量管理体系要求，未依照规定整改、停止生产、报告 ②生产、经营说明书、标签不符合规定的医疗器械 ③未按照医疗器械说明书和标签标示要求运输、贮存医疗器械 ④转让过期、失效、淘汰或者检验不合格的在用医疗器械的	①由药监部门责令改正，处1万～5万罚款 ②情节严重的，责令停产停业，直至由原发证部门吊销医疗器械生产许可证、医疗器械经营许可证	情节严重的，对违法单位的法定代表人、主要负责人、直接负责的主管人员和其他责任人员，没收违法行为发生期间自本单位所获收入，并处所获收入0.3～2倍罚款，5年内禁止其从事医疗器械生产经营活动
4. 有下列情形之一： ①未按照要求提交质量管理体系自查报告 ②从不具备合法资质的供货者购进医疗器械 ③未依照规定建立并执行医疗器械进货查验记录制度 ④未依照规定建立并执行销售记录制度 ⑤未按照要求报告不良事件，或者对不良事件调查不予配合 ⑥未依照规定制定上市后研究和风险管控计划并保证有效实施	①由药监部门和卫生主管部门依据各自职责责令改正，给予警告 ②拒不改正的，处1万～10万罚款	情节严重的，对违法单位的法定代表人、主要负责人、直接负责的主管人员和其他责任人员处1万～3万罚款

续表

违法情形	单位承担的法律责任	相关人员承担的法律责任
⑦未依照规定建立并执行产品追溯制度 ⑧从事医疗器械网络销售未按照规定告知负责药品监督管理的部门 ⑨使用单位未按照产品说明书要求确保医疗器械处于良好状态 ⑩使用单位未妥善保存购入第三类医疗器械的原始资料	③情节严重的，责令停产停业，直至由原发证部门吊销医疗器械注册证、医疗器械经营许可证	

🔖 高频考点速记

1. 对比记忆

（1）刑事责任：①主刑包括管制、拘役、有期徒刑、无期徒刑和死刑；②附加刑有罚金、剥夺政治权利、没收财产。

（2）民事责任：赔偿损失、消除危险、停止侵害。

（3）行政责任：①行政处罚：警告、通报批评；罚款、没收违法所得、没收非法财物；暂扣许可证件、降低资质等级、吊销许可证件；限制开展生产经营活动、责令停产停业、责令关闭、限制从业；行政拘留等。②行政处分：警告、记过、记大过、降级、撤职、开除。

2. 对比记忆

（1）假药：①药品所含成分与国家药品标准规定的成分不符；②以非药品冒充药品或者以他种药品冒充此种药品；③变质的药品；④药品所标明的适应症或者功能主治超出规定范围。

（2）劣药：①药品成分的含量不符合国家药品标准；

②被污染的药品；③未标明或者更改有效期的药品；④未注明或者更改产品批号的药品；⑤超过有效期的药品；⑥擅自添加防腐剂、辅料的药品；⑦其他不符合药品标准的药品。

3. 生产、销售假药、劣药的行政责任

（1）生产、销售假药：没收违法生产、销售的药品和违法所得，责令停产停业整顿，吊销药品批准证明文件，并处违法生产、销售的药品货值金额15倍以上30倍以下的罚款；货值金额不足10万元的，按10万元计算；情节严重的，吊销药品生产许可证、药品经营许可证或者医疗机构制剂许可证，10年内不受理其相应申请；药品上市许可持有人为境外企业的，10年内禁止其药品进口。

（2）生产、销售劣药：没收违法生产、销售的药品和违法所得，并处违法生产、销售的药品货值金额10倍以上20倍以下的罚款；违法生产、批发的药品货值金额不足10万元的，按10万元计算，违法零售的药品货值金额不足1万元的，按1万元计算；情节严重的，责令停产停业整顿直至吊销药品批准证明文件、药品生产许可证、药品经营许可证或者医疗机构制剂许可证。

（3）生产、销售假药、劣药且情节严重的相关人员：对法定代表人、主要负责人、直接负责的主管人员和其他责任人员，没收违法行为发生期间自本单位所获收入，并处所获收入30%以上3倍以下的罚款，终身禁止从事药品生产经营活动，并可以由公安机关处5日以上15日以下的拘留。

［记忆口诀］假药15~30倍，10万计，10年禁业；劣药10~20倍，生批10万计，零售1万计；严重责人终身禁业

4. 应当给予从重行政处罚：①以麻醉药品、精神药品、医疗用毒性药品、放射性药品、药品类易制毒化学品冒充其他药品，或者以其他药品冒充上述药品的。②生产、销售、使用假药、劣药、不符合强制性标准或者不符合经注册的产品技术要求的第三类医疗器械，以孕产妇、儿童、危重病人为主要使用对象的。③生产、销售、使用的生物制品、注射剂药品属于假药、劣药的。④生产、销售、使用假药、劣药，不符合强制性标准或者不符合经注册备案的产品技术要求的医疗器械，造成人身伤害后果的。⑤生产、销售、使用假药、劣药，经处理后再犯；生产、销售、使用不符合强制性标准或者经注册的产品技术要求的医疗器械，经处理后三年内再犯的。⑥在自然灾害、事故灾难、公共卫生事件、社会安全事件等突发事件发生时期，生产、销售、使用用于应对突发事件的药品系假药、劣药，或用于应对突发事件的医疗器械不符合强制性标准或者不符合经注册备案的产品技术要求的。⑦因药品、医疗器械违法行为受过刑事处罚的。

5. 生产、销售假药、劣药刑事责任酌情从重处罚：①涉案药品以孕产妇、儿童或者危重病人为主要使用对象的。②涉案药品属于麻醉药品、精神药品、医疗用毒性药品、放射性药品、生物制品，或者以药品类易制毒化学品冒充其他药品的。③涉案药品属于注射剂药品、急救药品的。④涉案药品系用于应对自然灾害、事故灾难、公共卫生事件、社会安全事件等突发事件的。⑤药品使用单位及其工作人员生产、销售假药的。

6. 对比记忆

（1）生产、销售假药罪：①生产、销售假药的，处3年以下有期徒刑或者拘役，并处罚金；②对人体健康造成严重危害或者有其他严重情节的，处 3 年以上 10 年以下有期徒刑，并处罚金；③致人死亡或者有其他特别严重情节的，处 10 年以上有期徒刑、无期徒刑或者死刑，并处罚金或者没收财产。

（2）生产、销售劣药罪：①生产、销售劣药，对人体健康造成严重危害的，处 3 年以上 10 年以下有期徒刑，并处罚金；②后果特别严重的，处 10 年以上有期徒刑或者无期徒刑，并处罚金或者没收财产。

［记忆口诀］假药 3 年严重 3 至 10 特别严重情节 10 至死刑，劣药严重 3 至 10 后果特别严重 10 至无期

7. 生产、销售假药、劣药罪情形的认定

（1）对人体健康造成严重危害（假药、劣药）：①造成轻伤或者重伤的；②造成轻度残疾或者中度残疾的；③造成器官组织损伤导致一般功能障碍或者严重功能障碍的。

（2）其他严重情节（假药）：①引发较大突发公共卫生事件的；②生产、销售、提供假药金额 20 万元以上不满 50 万元的；③生产、销售、提供假药金额 10 万元以上不满 20 万元，并具有应酌情从重处罚情形之一的；④根据生产、销售、提供的时间、数量、假药种类、对人体健康危害程度等，应当认定为情节严重的。

（3）其他特别严重情节（假药）：①致人重度残疾以上的；②造成 3 人以上重伤、中度残疾或者器官组织损伤导致严重功能障碍的；③造成 5 人以上轻度残疾或者器官组织损伤导致一般功能障碍的；④造成 10 人以上轻伤的；⑤引发重大、特别重大突发公共卫生事件的；⑥生产、销售、提供假药金额 50 万元以上的；⑦生产、销售、提供假药金额 20 万元以上不满 50 万元，并具有应酌情从重处罚

情形之一的；⑧根据生产、销售、提供的时间、数量、假药种类、对人体健康危害程度等，应当认定为情节特别严重的。

（4）后果特别严重（劣药）：①致人重度残疾以上的；②造成3人以上重伤、中度残疾或者器官组织损伤导致严重功能障碍的；③造成5人以上轻度残疾或者器官组织损伤导致一般功能障碍的；④造成10人以上轻伤的；⑤引发重大、特别重大突发公共卫生事件的；⑥致人死亡。

8. 无证生产、经营药品的法律责任

（1）法律责任：未取得药品生产许可证、药品经营许可证或者医疗机构制剂许可证生产、销售药品的，责令关闭，没收违法生产、销售的药品和违法所得，并处违法生产、销售的药品货值金额15倍以上30倍以下的罚款；货值金额不足10万元的，按10万元计算。

（2）其他按照无证生产、经营处罚的情形：①未经批准，擅自在城乡集市贸易市场设点销售药品或者在城乡集市贸易市场设点销售的药品超出批准经营的药品范围的；②个人设置的门诊部、诊所等医疗机构向患者提供的药品超出规定的范围和品种的；③药品生产企业、药品经营企业和医疗机构变更药品生产、经营许可事项，逾期不补办的，宣布其《药品生产许可证》《药品经营许可证》和《医疗机构制剂许可证》无效，仍从事药品生产经营活动的。

9. 对比记忆

（1）生产、销售的疫苗属于假药：由省级以上药品监督管理部门没收违法所得和违法生产、销售的疫苗以及专门用于违法生产疫苗的原料、辅料、包装材料、设备等物品，责令停产停业整顿，吊销药品注册证书，直至吊销药品生产许可证等，并处违法生产、销售疫苗货值金额 15 倍以上 50 倍以下的罚款，货值金额不足 50 万元的，按 50 万元计算。

（2）生产、销售的疫苗属于劣药：由省级以上药品监督管理部门没收违法所得和违法生产、销售的疫苗以及专门用于违法生产疫苗的原料、辅料、包装材料、设备等物品，责令停产停业整顿，并处违法生产、销售疫苗货值金额 10 倍以上 30 倍以下的罚款，货值金额不足 50 万元的，按 50 万元计算；情节严重的，吊销药品注册证书，直至吊销药品生产许可证等。

（3）生产、销售的疫苗属于假药，或者生产、销售的疫苗属于劣药且情节严重相关人员：由省级以上药品监督管理部门对法定代表人、主要负责人、直接负责的主管人员和关键岗位人员以及其他责任人员，没收违法行为发生期间自本单位所获收入，并处所获收入 1 倍以上 10 倍以下的罚款，终身禁止从事药品生产经营活动，由公安机关处 5 日以上 15 日以下拘留。

［记忆口诀］疫苗假药 15 ~ 50 倍，50 万计；劣药 10 ~ 30 倍，50 万计；严重责人终身禁业

10. 医疗机构炮制中药饮片、委托配制中药制剂应当备案而未备案，或者备案时提供虚假材料的法律责任：没收违法所得，并处 3 万元以下罚款；拒不改正的，责令停止执业活动或者责令停止炮制中药饮片、委托配制中药制剂活动，其直接责任人员五年内不得从事中医药相关活动。

11. 医疗机构应用传统工艺配制中药制剂未依照规定备案，或者未按照备案材料载明的要求配制中药制剂的：按生产假药给予处罚。

12. 惩罚性赔偿：生产假药、劣药或者明知是假药、

劣药仍然销售、使用的，受害人或者其近亲属除请求赔偿损失外，还可以请求支付价款 10 倍或者损失 3 倍的赔偿金；增加赔偿的金额不足 1 千元的，为 1 千元。

　　[记忆口诀] 赔偿价款 10 倍或损 3 倍，1 千计